Docteur Laurent Chevallier

IMPOSTURES ET VÉRITÉS SUR LES ALIMENTS

Fayard

ISBN : 972-2-213-62837-0

Introduction

Notre alimentation s'est davantage transformée ces quarante dernières années qu'en vingt siècles, et ce à cause de l'ajout d'une quantité hallucinante de composés chimiques : arômes, colorants, conservateurs, émulsifiants, gélifiants, texturants, exhausteurs du goût, agents d'enrobage, gaz propulseurs, édulcorants, etc., et de l'emploi de multiples composants dans l'agriculture. Cette situation a profondément transformé notre perception des aliments. Notre cerveau analyse difficilement toutes ces substances et ne trouve de réponse adéquate, d'où de multiples troubles du comportement alimentaire. Notre digestion est altérée et, sur le plan de la santé, toutes ces manipulations alimentaires ont un impact parfois identifié (allergies, développement de troubles ou maladies cardiaques et vasculaires), mais souvent encore imparfaitement évalué (cancers, maladies neurologiques).

Imaginez-vous qu'en mangeant une glace à la noix de coco, vous ingurgitez ceci :

Composition	Pourcentage
Eau	10,37
Huile de coco gélifiée à 31 °C	7
Lait de soja organique (8,4 % TS)	56

Composition	Pourcentage
Sucrose	14
Sirop de glucose solidifié (32E)	8,40
Fructose	2
Litesse® III	1
Cremodan® SE 334	
Système d'émulsification et de stabilisation	0,55
Arôme de noix de coco U33946	
Arôme de melon U34452	0,14
Arôme d'ananas U33784	0,15
Arôme de crème U30377	0,12
Sel	0,20
Colorants	0,02
Total	**≈ 100,00**

Source : « Les nouveaux apports de la science et de la technologie à la qualité et à la sûreté des aliments » – rapport parlementaire présenté par Claude Saunier.

Au-delà de ce que tout citoyen est en droit d'attendre de la puissance publique pour le protéger, nous proposons dans ce livre des solutions collectives et surtout individuelles. Des solutions, non pas pour s'alimenter comme autrefois, mais pour apprendre à mieux choisir ses aliments et à éviter de tomber dans de nombreux pièges. La lecture de ce livre permettra d'adapter votre comportement de consommation afin de vous assurer une meilleure santé au quotidien.

Première partie

LIMITER LA CHIMIE

1

Les arômes
L'illusion aromatique de tous les dangers

Le goût et l'odorat sont deux éléments essentiels à la survie de l'espèce humaine. C'est en effet à partir de ces deux sens que les hommes ont pu judicieusement sélectionner leur nourriture, à la fois végétale et animale. Programmé pour déterminer ce qui est comestible, l'homme a la capacité de reconnaître les aliments en décomposition – l'amer – ou, au contraire, les aliments immatures – l'acide. Mais cette perception ne concerne que l'aspect organique des aliments et pas ceux modifiés par la chimie de synthèse. Les arômes artificiels qui ont envahi nos assiettes sont perçus physiologiquement de façon différente, ce qui entraîne des conséquences sur le plan sanitaire, comme nous allons le démontrer.

Des « arômes » pas toujours très recommandables

Qu'appelle-t-on arômes sur le plan agroalimentaire ?

Les « arômes » sont des substances utilisées par les industries agroalimentaires pour donner une saveur particulière aux préparations alimentaires. Ils sont bien éloignés des arômes naturellement présents dans les aliments et c'est là tout le problème. Il existe deux types d'arômes utilisés par les industriels : les arômes synthétiques et les arômes « naturels ». La mention du simple terme « arôme » sur une étiquette signifie qu'il s'agit d'arôme synthétique, le mot « synthétique » n'étant évidemment pas présent car il pourrait effrayer le consommateur. La lecture de l'expression « arôme naturel » sur les étiquettes devrait donc rassurer et orienter vos choix *a priori* vers ces produits. Pourtant, soyez prudent car il s'agit là d'une information partielle et partiale pouvant se révéler être un piège. Des « arômes naturels » peuvent en effet être extraits par des procédés chimiques au moyen de solvants. Ils peuvent aussi provenir de micro-organismes. Le caractère « naturel » vient, dans ces cas, du fait que les substances sont issues soit de champignons microscopiques, soit de bactéries transformées pour sécréter des substances bien précises. Par exemple, le champignon *trichoderma viride* donne à certains produits l'arôme de noix de coco ; d'autres micro-organismes donnent celui de vanille, de l'acide (citrique) si présent dans de nombreuses denrées alimentaires transformées pour ne citer que quelques exemples. Les chimistes arrivent même, par manipulation, à réaliser des opérations à peine croyables comme celle de transformer l'huile de ricin en arôme de pêche ! Quant à l'arôme naturel de fraise présent dans les produits à base de fraise (yaourt, desserts variés, glaces), il ne provient pas d'extraits de fraise, contrairement à ce que vous pourriez penser mais, dans l'immense majorité des cas, de copeaux de certains bois dont on a extrait, par différents procédés, un arôme proche mais qui n'est pas celui de la fraise. Celui-ci est tellement commun qu'il est identifié comme correspondant au vrai goût de fraise. Une expérience récente réalisée chez les enfants est à cet égard particulièrement éloquente.

On a donné à manger à un groupe d'enfants de la purée de fraises fraîches naturelle et une autre aromatisée à la fraise sans que les enfants ne puissent voir ce qu'ils absorbaient ; la majorité d'entre eux a identifié le produit à base d'arôme de fraise comme étant de la vraie fraise. L'arôme de la fraise produite industriellement devient la référence !

Les industriels arguent du fait que, compte tenu de la forte consommation de produits à la fraise, la production de fraises ne suffirait pas pour donner de la saveur à tous ces produits, ce qui a une certaine pertinence. Ainsi, la population, surtout les enfants, est conditionnée par ce goût fraise, la mention « naturelle » étant là pour rassurer. De plus, afin de renforcer le semblant de naturalité de ces yaourts à la fraise, sont parfois ajoutés des morceaux de fraise, qui ne sont pas pour autant responsables du goût, puisque c'est uniquement l'adjonction d'arôme qui l'est.

> La mention « arôme » sur une étiquette indique tout simplement qu'il s'agit d'arôme provenant de synthèse chimique.
>
> Les arômes « naturels » sont issus aujourd'hui, dans la très grande majorité des cas, de procédés utilisant soit des micro-organismes, soit diverses sources végétales, certes initialement naturelles, mais ayant été manipulées par différents procédés chimiques sophistiqués. Le produit utilisé pour donner de la saveur est bien éloigné du produit de base dont il doit renforcer le goût originel.

Par ailleurs, si la présence d'arômes est mentionnée sur des produits transformés et vendus à l'unité sous emballage individuel, ce n'est pas le cas concernant les produits vendus en vrac ou semi-vrac, ni de ceux vendus à l'étal. Connaître la liste des produits ajoutés devient dès lors une gageure. Il y a là un déficit d'information anormal.

L'exemple des sandwichs est assez édifiant. Seuls ceux emballés sous vide ont une étiquette indiquant leur composition et la mention des produits ajoutés, dont les arômes. Pourtant, l'arôme synthétique, le 2-acétyl-1-pyrroline, est vaporisé sur de très nombreux sandwichs, qu'ils soient vendus tels quels ou emballés, et ce pour donner le goût de pain au pain !

Il faut bien sûr différencier ces vendeurs de pain et de sandwichs qui vaporisent des arômes sur le pain et en diffusent même dans leurs boutiques afin de créer une atmosphère plus attractive en donnant une illusion d'authenticité, de celle de vrais boulangers qui n'ont pas besoin de ce subterfuge pour faire du bon pain !

Des arômes très envahissants

Les arômes agroalimentaires sont partout et créent une accoutumance dès le plus jeune âge. Ils donnent au bœuf le goût du bœuf, à la mangue celui de la mangue, au poulet celui du poulet, et les différentes préparations industrielles en contiennent pratiquement toutes ; même les épices sont parfois aromatisées artificiellement ! Une variété impressionnante d'arômes existe : plus de 3 500 sont utilisés, sans réels contrôles scientifiques et sanitaires. Produits ajoutés, les arômes ne sont même pas encadrés par une législation précise, à l'instar des additifs. Ils sont fournis par des sociétés internationales très prospères, discrètes, aux carnets de commandes bien remplis. Tous les arômes sont répertoriés sous des noms de code, ce qui permet de répondre aisément aux demandes des groupes agroalimentaires qui les utilisent pour donner une saveur à leurs fades préparations. Ainsi sont aromatisées artificiellement la plupart des denrées alimentaires transformées de nos jours. Même lorsque la mention « naturel » est mise en avant sur le produit fini par la publicité ou sur l'étiquetage, sa signification est très éloignée de ce que vous seriez en droit d'imaginer, des produits de synthèse étant associés à des substances plus ou moins faussement naturelles. Sur le plan réglementaire, le mot « nature » ou « naturel » ne signifie rien. Le consommateur, qui ne se rend pas compte du subterfuge, a l'impression de consommer un produit naturel alors qu'il n'a rien à voir avec la forme d'origine.

Dès la période fœtale, l'enfant est imprégné par ces arômes standardisés par le biais de l'alimentation de sa mère ; cette imprégnation se poursuit lors de l'allaitement et bien au-delà. Pendant sa croissance, il est constamment soumis aux produits industriels et développe une double dépendance : celle liée à des goûts bien particuliers, formatés, imposés par l'industrie agroalimentaire et celle liée au matraquage publicitaire pour lesdits produits, l'enfant étant en effet particulièrement vulnérable à la publicité.

Dès lors, conditionné et influencé par des goûts artificiels issus de l'industrie, l'enfant va imposer ses choix (sauce tomate sucrée par exemple) de façon plus ou moins prononcée. Les parents voulant lui faire plaisir, eux-mêmes souvent imprégnés par ces produits, qui plus est, faciles à utiliser, en favorisent la consommation. Il ne faudrait pourtant pas « céder à la dictature des enfants » et surtout ne pas démissionner sur le plan culinaire, comme je l'avais suggéré dans un précédent livre, *L'Alimentation des p'tits loups*. L'idée n'est pas de priver ou de se priver de plaisirs, mais de retrouver la vraie forme naturelle des plaisirs alimentaires. Dans le domaine alimentaire, comme dans bien d'autres, l'autorité parentale ne devrait par faire défaut, si tant est que les parents en soient eux-mêmes convaincus. Il ne s'agit pas par exemple d'interdire les bonbons aux enfants – ils en ont toujours mangé et en mangeront toujours –, mais de contrôler la consommation des denrées alimentaires issues de l'industrie et aromatisées, notamment les plats transformés arrosés par des sauces variées et prêts à consommer. Il existe des solutions que nous développerons un peu plus loin.

Pourquoi les arômes seraient-ils dangereux pour la santé ?

Il est légitime de se poser la question. Après tout, peut-être que les produits actuels, grâce aux arômes utilisés par les industries agroalimentaires, font tout simplement revivre, même artificiellement, des senteurs anciennes que nous avions tendance à oublier ?

Cela n'est qu'illusion et l'utilisation de ces arômes peut se révéler néfaste sur plusieurs plans.

• La chimie non maîtrisée dans l'assiette

Nul ne connaît les effets sur la santé des arômes à la fois synthétiques et faussement naturels, surtout lorsqu'ils sont absorbés sur le long terme et pris en quantité importante. Il s'agit en effet de molécules créées chimiquement ou de produits extraits à partir de solvants – pour beaucoup d'entre eux. La législation est particulièrement floue sur l'usage des arômes, situation anormale. Des règles strictes d'utilisation, établies après une évaluation approfondie, auraient été nécessaires. Au lieu de cela, une forme de bienveillance s'apparentant à du laisser-faire entoure cet emploi abusif d'arômes, qui pourrait se révéler dangereuse.

Sur plus de 3 500 arômes existant actuellement sur le marché, pratiquement aucune étude scientifique portant sur leurs effets en terme de santé n'a été réalisée. Quel est leur degré de toxicité – au sens d'une perturbation des équilibres physiologiques, immunitaires ou endocriniens ? À quelle dose peuvent-ils être employés ? Peut-on les associer entre eux, aux colorants et autres additifs ? Autant de questions sans réponse. Heureusement, les institutions européennes commencent à se préoccuper de cette situation anormale.

• Des leurres gustatifs aux conséquences multiples

Le goût associé à l'odorat a, comme nous l'avons évoqué, des fonctions bien précises. L'amer et l'acide provoquent primitivement une retenue, car ils peuvent être le signe de produits potentiellement impropres à la consommation ; l'acidité des végétaux indiquant un degré de mûrissement insuffisant, l'amer associé à certaines odeurs désagréables suggérant une denrée en état de décomposition (pourrissement). Il existe aussi des seuils de discrimination extrêmement faibles pour certaines substances naturelles dangereuses, comme la strychnine qui, absorbée en quantité infinitésimale, provoque une réaction de défense immédiate, réflexe, bloquant par un spasme du larynx l'ingestion de la denrée qui en contient. Le goût sert aussi à la reconnaissance des aliments et à dicter nos besoins. Un manque de fer attire vers la viande ou le poisson ; l'homme est aussi un frugivore, attiré vers les fruits et certains légumes sucrés si nécessaires à notre santé.

Le goût a également une fonction hédonique tout à fait essentielle qui module les comportements alimentaires. Le couple plaisir/déplaisir est l'un des déterminants fondamentaux des choix alimentaires mais il agit aussi, de façon plus prosaïque, sur la digestion. Un aliment recherché pour le plaisir gustatif entraîne toute une cascade de réactions physiologiques qui commence par une augmentation de la sécrétion de la salive, puis des différents sucs digestifs, la digestion elle-même s'en trouvant ainsi améliorée. Les arômes artificiels, quant à eux, ne provoquent pas en bouche les mêmes réactions puisqu'ils n'activent pas les mêmes récepteurs et empruntent des voies métaboliques de contrôle de l'alimentation différentes de celles des produits naturels. Ce ne sont pas les mêmes zones du cerveau qui sont alors activées et les messages délivrés en retour sont différents et influent sur le comportement alimentaire.

La consommation des produits contenant des arômes ajoutés a donc des conséquences insoupçonnées sur les prises alimentaires puisqu'ils agissent indirectement sur le poids et le maintien de sa stabilité. L'organisme perd le contrôle naturel de nombreuses fonctions physiologiques, dont celles du rassasiement – arrêt de la prise d'aliments – et de la satiété – absence de prise alimentaire interprandiale, entre les repas. Le cerveau, ne recevant pas des messages adaptés mais des leurres gustatifs, transmet alors à l'organisme des commandes tronquées. La physiologie gustative est très subtile, elle intervient au niveau de multiples voies nerveuses. Les bourgeons du goût au niveau de la langue envoient des informations aux centres appelés végétatifs que sont le thalamus et l'hypothalamus, et des projections au niveau du cortex du cerveau. L'ensemble des processus conscients, inconscients et de mémorisation, permet d'ajuster une régulation optimale, saine et naturelle, de l'activité alimentaire. Toute perturbation dans les messages gustatifs parvenant aux différents centres régulateurs du cerveau entraîne automatiquement, en retour, des dysfonctionnements comportementaux, ce qui favorise la dérégulation quantitative de la consommation alimentaire. Nous avons constaté au cours de multiples consultations de nutrition que le simple fait de conseiller aux personnes ayant des difficultés à gérer leur poids, du fait d'apports alimentaires excessifs, de laisser de côté les produits transformés industriellement, de prendre le temps de mieux choisir, de préparer eux-mêmes leurs plats, mais aussi leurs yaourts, leur pain, etc. (voir troisième partie), de manger lentement et dans le calme, permet une régulation spectaculaire du comportement et du poids, et cela sans même avoir une approche spécifiquement calorique.

À l'heure de l'explosion des cas d'obésité dans les pays occidentaux, en France comme dans les autres pays européens, où déjà plus de 20 % des enfants en moyenne sont en surpoids ou obèses et 11 % à 21 % des adultes selon les pays occidentaux, il apparaît essentiel de dénoncer les vraies causes – cachées – de ce phénomène et d'orienter les choix alimentaires vers plus de naturalité. Pour vous, lecteurs de ce livre qui seraient en surpoids, faites tout simplement l'expérience de diminuer la consommation des produits contenant des arômes ajoutés industriellement. Vous serez surpris de constater que cela vous aidera à atteindre un poids « normal », c'est-à-dire celui propre à chaque personne et dénommé le « poids de forme ». D'autres facteurs non alimentaires interviennent également, nous les analyserons en détail.

COMMENT LIMITER LES PRISES DE PRODUITS AROMATISÉS : LES SOLUTIONS PRATIQUES

Les solutions pratiques pour limiter la consommation de produits contenant des arômes ajoutés du fait de procédés industriels peuvent se faire à plusieurs niveaux :

Modifier la réglementation

En tant que citoyens, nous sommes en droit d'exiger des mentions conformes à la réalité sur les étiquettes alimentaires. Les termes « arôme » et « arôme naturel » devraient être remplacés par :

– « arôme artificiel » lorsque celui-ci est synthétique. Les États-Unis ont déjà cet étiquetage « *artificial flavour* », pourquoi pas nous ?

– « arôme issu de procédés biologiques industriels » pour les arômes naturels lorsqu'il y a eu emploi de micro-organismes, d'enzymes, de copeaux de bois, etc. Aux États-Unis, dans un tel cas, il est mentionné « *with other natural flavour*[1] ».

– « arôme naturel » ne devrait être réservé qu'aux ajouts d'arômes issus d'ingrédients alimentaires similaires à celui proposé et non manipulés par des solvants potentiellement toxiques ou associés, comme cela est actuellement le cas, à des arômes synthétiques.

Modifier ses achats

En tant que consommateur responsable et soucieux de la santé de votre famille et de vous-même, la règle devrait être d'éliminer de vos achats les « produits trop sucrés, trop gras », mais aussi et surtout les produits « aromatisés ». Le plus simple, dans un premier temps, est de réduire de façon très significative l'achat de tous les produits portant uniquement la mention « arômes », et d'être prudent et circonspect pour ceux présentés comme contenant des « arômes naturels » ; les procédés d'extraction et l'association à des arômes synthétiques n'étant pas mentionnés. Ceci implique de favoriser l'achat de produits les moins transformés possibles. Il faut aussi avoir présent à l'esprit que tout ce qui est acheté en vrac, comme le pain ou les sandwichs, peut être aromatisé sans que l'information en soit obligatoire. Il

1. « Avec d'autres arômes naturels ».

existe aussi des produits comme le vin pour lesquels l'étiquetage est défaillant.

Dans l'état actuel des choses, on ne peut que conseiller de favoriser les préparations culinaires maisons. Il ne s'agit pas d'un retour au passé bucolique mais d'une nécessité de santé. L'aspect culturel n'est pas non plus à négliger ; il s'agit également par là de transmettre aux enfants un savoir-faire. Évidemment, compte tenu des modes de vie actuels, il est souvent difficile d'éliminer totalement les produits transformés prêts à consommer, du fait de leur grande facilité d'emploi ; ce qui compte avant tout est d'arriver à ne laisser qu'une petite place, la plus réduite possible, aux produits industriels.

Choisir les produits alimentaires de saison et à maturité

Nous appartenons à la famille des mammifères, nous sommes donc soumis à des régulations liées aux saisons. Bien qu'il n'hiberne pas l'hiver, l'être humain doit consommer des aliments de saison qui répondent à des besoins physiologiques bien précis. L'été, les fruits frais colorés, pêches, melons, pastèques, prunes... ont une charge hydrique et des pigments bénéfiques, comme le bêta carotène. Parce qu'ils sont riches en eau, leur consommation permet de lutter contre le risque de déshydratation et le bêta-carotène contribue à protéger naturellement la peau des rayons du soleil. L'hiver, nous sommes naturellement plus attirés par les aliments à base de féculents (châtaigne, pomme de terre...) ; les besoins énergétiques étant plus importants pour lutter contre le froid.

Instinctivement, nous devrions nous orienter vers certains types d'aliments en cas de carence ou de déficit d'apport en tels ou tels vitamines ou éléments minéraux. En cas de chute du fer, notre appétit est plus marqué pour la viande, en cas de déficit en magnésium, le choix s'oriente vers les légumes secs ou... le chocolat... ! Cette capacité qu'a l'homme de suivre son instinct sur le plan alimentaire est un facteur d'adaptation guidé par le goût mais que les arômes artificiels perturbent.

Aromatiser soi-même

Aromatisez vous-même vos plats : les yaourts naturels avec des confitures maison, la sauce tomate avec de vraies tomates, de la ciboulette, un peu d'ail, les bouillons avec des restes de poulet, le jus de citron pour les poissons et les salades... C'est la base de la cuisine goûteuse que de choisir les éléments naturels qui relèvent judicieusement les plats préparés.

Hygiène contre odeur et goût

En ayant voulu tout protéger contre les microbes, et notamment l'alimentation, on a oublié de préserver les odeurs, les goûts et les saveurs naturelles des produits. De plus, la stérilisation des aliments semble participer au développement de certaines maladies comme l'asthme et les maladies digestives inflammatoires du type maladie de Crohn qui ont vu leur incidence augmenter. Le contact avec les micro-organismes (microbes) stimulait les défenses immunitaires... Ne redevenons pas « sales » pour autant ! Comment se protéger alors ? En choisissant mieux son alimentation, celle qui a naturellement du goût :

– des fruits et des légumes bien mûrs. Cueillis le plus souvent verts pour mieux les manipuler et les transporter, ils mûrissent dans des conditions extranaturelles. Préférer les circuits courts, directement chez les producteurs – certains commencent même à approvisionner directement les consommateurs – ou en choisissant bien votre marchand de fruits et légumes.

– des yaourts faits maison.

– des fromages tous les jours. Cette spécificité bien française est une source contrôlée en différents ferments ; choisissez les camemberts à consommer avec la croûte, le pont-l'évêque, le brie de Meaux... et surtout tous les persillés, les bleus divers, la fourme d'Ambert, le roquefort. Attention néanmoins, compte tenu de leur apport calorique, à ce que leur consommation soit raisonnable (l'équivalent de 1/8 de camembert par repas).

Dans le domaine alimentaire, il ne faut pas se tromper de recommandations. En cas de surpoids et d'obésité, il est conseillé de recadrer l'alimentation et de bouger plus, mais aussi d'agir sur le comportement alimentaire. Or, comme nous venons de le voir, la surutilisation d'arômes altère la perception des aliments et entraîne *de facto* une modification de la régulation physiologique des prises alimentaires.

Les arômes issus directement ou indirectement de l'industrie chimique ne sont pas les seules substances à poser problème dans l'alimentation humaine contemporaine, comme nous allons le démontrer dans les chapitres suivants, mais ils ont été jusqu'à présent ignorés.

2

Les allégés
Une utilité non demontrée

À partir de la constatation qu'en Occident et dans les pays développés, la consommation de sucre et de corps gras était trop importante, furent proposées à partir des années 1980 des denrées alimentaires allégées en sucre par l'utilisation de substituts appelés édulcorants (appartenant au groupe des additifs alimentaires), et des produits moins riches en matière grasse. Que faut-il penser de ces produits ?

Les allégés en sucre : les édulcorants

LES ÉDULCORANTS, PEUT-ÊTRE PAS AU-DESSUS DE TOUT SOUPÇON

Les différents types d'édulcorants

Il existe plusieurs types d'édulcorants dont les principaux sont ceux de la catégorie des édulcorants intenses (aspartame, acésulfame-K, etc.) et ceux de la catégorie des polyols (voir tableau). Des doses maximales d'emploi et de consommation sont définies par catégorie d'édulcorants. L'industrie, surtout aux États-Unis, confectionne également du sirop de maïs à haute teneur en fructose, utilisé dans différentes préparations « allégées », dites *light*, et notamment les boissons. D'autres types d'édulcorants commencent aussi à apparaître sur le marché.

Principaux édulcorants ou substituts du sucre	**Pouvoir sucrant**	**Principaux produits**
Polyols, xylitol, sorbitol, etc.	±	Confiserie Chewing-gum
Aspartame* (E 951)	++	Nombreuses préparations alimentaires
Acésulfame-K (E 950)	++	Boissons

* Interdit chez les enfants présentant une phénylcétonurie. Il existe aussi d'autres édulcorants dont le sucralose (E 955) ; les cyclamates (E 952) et la saccharine (E 954) ont soulevé beaucoup d'inquiétudes, leur emploi est plus restreint. Le fructose issu de procédés industriels est, quant à lui, de plus en plus employé.

Intéressons-nous plus particulièrement aux édulcorants intenses les plus utilisés que sont l'aspartame et l'acésulfame-K. On les trouve dans de nombreux produits alimentaires transformés et conditionnés ainsi que dans une multitude de boissons. En fait, de plus en plus de mélanges d'édulcorants sont utilisés afin de se rapprocher le plus possible d'un goût sucré et suave.

Aspartame et acésulfame-K, une innocuité non démontrée ?

Si vous naviguez sur Internet, vous verrez une multitude de témoignages extrêmement alarmistes de personnes ayant consommé ces produits et décrivant des troubles très divers : maux de ventre, mal-être, dépression, vertiges, troubles de la mémoire, ces effets s'estompant à l'arrêt des prises. Il ne s'agit pas d'une preuve de leur nocivité au sens scientifique du terme – ce ne sont que des affirmations –, mais cela devrait alerter sans aucun doute les pouvoirs publics. Les industriels, quant à eux, jurent leurs grands dieux que les produits sont sains et soumis à des contrôles permanents. Pour autant, la sérénité n'est pas de mise, comme le rapporte le journaliste du *Spiegel*, Hans-Ulrich Grimm : la société productrice d'aspartame en Allemagne traîne implacablement ses contradicteurs en justice, sur la base d'études censées attester de l'innocuité du produit. Elle a dû se plier néanmoins au jugement du tribunal de grande instance de Düsseldorf qui a estimé que « l'absence d'unanimité scientifique sur ce sujet autorisait les critiques ».

Par ailleurs, une polémique est née d'une étude publiée en 2005 par des chercheurs italiens qui montrait un risque accru de cancer chez les rats consommant de l'aspartame. La méthodologie de l'étude fut contestée et, avec un incroyable triomphe, les promoteurs et industriels de l'aspartame ont alors inondé les médecins de la conclusion du rapport de la Commission européenne, espérant ainsi démontrer en filigrane son innocuité. L'Autorité européenne de sécurité des aliments (EFSA) a écarté tout risque et lien entre consommation d'aspartame et cancer : « Il n'y a pas lieu de réexaminer l'innocuité de l'aspartame ni de réviser la dose quotidienne acceptable établie pour l'aspartame (40 mg/kg de poids) », a estimé le groupe européen chargé d'étudier ce dossier, après un « réexamen minutieux » de l'étude conduite par la Fondation Ramazzini à Bologne. Les membres du groupe estiment que la légère élévation de l'incidence des lymphomes et des leucémies (cancers du sang) observée dans l'étude initiale chez les rats consommant l'édulcorant n'est en aucun cas liée à l'aspartame, mais « plus probablement » aux maladies inflammatoires dont souffraient les rongeurs avant leur inclusion dans l'étude. De même, les cancers du rein, de l'urètre et de la vessie, observés principalement chez les rats femelles et attribués à l'aspartame, ne seraient pas relatifs à l'édulcorant ; ils résulteraient plutôt d'une irritation ou d'un déséquilibre du métabolisme calcique spécifique aux rongeurs.

Bien que les conclusions du rapport soient nettes, le conditionnel est souvent avancé dans l'explication des causes de l'augmentation des cancers observés. Si, pour des raisons méthodologiques, l'étude italienne ne peut effectivement pas être validée en l'état, les doutes ne sont pas pour autant levés concernant les effets potentiellement délétères de l'aspartame. Le problème reste entier. Il est tout à fait légitime de se poser la question de sa dangerosité, tout comme celle de l'acésulfame-K, s'ils sont consommés en grande quantité et surtout pendant longtemps. Il ne s'agit pas d'un risque de toxicité au sens classique du terme, le produit serait bien sûr interdit à la vente. Mais de nouvelles formes de toxicités apparaissent de nos jours avec les produits chimiques. Elles ne sont pas nécessairement liées à la dose mais à de faibles expositions répétées.

Mardi 17 janvier 2006, qu'apprend-on ?

Que le prix de recherche en nutrition Ajinomoto est allé à M..., professeur de nutrition et biochimie, ancien directeur de l'évaluation des risques nutritionnels et sanitaires de l'Agence française de sécurité sanitaire des aliments (AFSSA), membre du comité stratégique du programme national « Nutrition santé ».

Qui est Ajinomoto ? « Leader mondial de l'aspartame, avec 40 % de parts de marché, Ajinomoto continue de progresser et augmente sa production chaque année. Cet édulcorant de synthèse est aujourd'hui intégré dans plus de 5 000 produits alimentaires dans le monde (...). Doté de 15 000 euros, le prix 2005 a été remis à M... » (*Le Quotidien du médecin*, n° 7878).

Ainsi, l'un des principaux conseillers des pouvoirs publics concernant la nutrition accepte, de la part d'une institution privée, un prix richement doté de 15 000 euros.

Sans mettre en cause son intégrité (peut-être a-t-il investi cette somme dans un laboratoire de recherche ?), cela illustre le système dans lequel l'industrie agroalimentaire cherche à s'attirer une certaine bienveillance de scientifiques qui conseillent les décideurs. Les « conflits d'intérêts » sont nombreux, et souvent ignorés du grand public.

Nous sommes en présence d'un nouveau contexte toxicologique. L'édulcorant qu'est l'aspartame est un corps chimique de synthèse, à la saveur artificielle sucrée, considéré officiellement comme « physiologiquement inerte » – ce qui n'est pas totalement démontré (voir *infra*) – et « non toxique » au sens classique du terme. Cependant, il est essentiel de souligner que si l'aspartame fut découvert en 1965, son développement commercial ne débuta que vers les années 1980 (mise sur le marché autorisée en 1979). « Et c'est sur notre territoire que s'effectue le lancement mondial. Le nom de baptême retenu est Canderel. Il est formé de la contraction de "candy" et "airelle", une sonorité agréable », rappelle le Dr Guy Benzadon du *Quotidien du médecin* (n° 8136, 2007) qui poursuit : « Canderel est d'abord proposé aux médecins et aux pharmaciens. Il est présenté comme un édulcorant destiné aux diabétiques et aux patients en restriction calorique. Toutefois, un concept marketing sous-tend cette voie de distribution : donner délibérément à l'édulcorant une caution médicale. »

En 1981, l'aspartame est approuvé par l'administration américaine (FDA[1]). En 1982, il est commercialisé aux États-Unis, dûment pourvu de brevets. Son nom : « *Equal* ». Pour les Américains, plutôt que de chercher une sonorité incitative, on préfère un patronyme directement interprétable. « *Equal* » pour égal (au sucre, bien entendu). En France, son utilisation massive dans l'alimentation ne commença qu'à partir des années 1988, donc fort récemment. Et si ce produit présentait des effets secondaires non mis en évidence, surtout lorsqu'il est associé à d'autres molécules chimiques ? Nous avons très peu de recul en terme de santé publique. Faudra-t-il attendre une génération pour donner des précautions d'emploi ?

> Charles Wart, chimiste qui a exercé son activité au sein de l'industrie alimentaire, affirme : « L'aspartame en excès détruit les neurones en engendrant une augmentation des radicaux libres. Le risque est accru pour les nourrissons, les femmes enceintes, les personnes âgées ou souffrant de maladies chroniques. Une des plaintes les plus fréquentes chez les victimes de l'aspartame est la perte de mémoire. »

En ce qui concerne l'acésulfame-K, des associations américaines (Center for Science in the Public Interest) considèrent qu'il a été insuffisamment testé, ce que conteste la FDA. Ici aussi, une certaine prudence de

1. La Food and Drug Administration (FDA) est l'administration américaine des denrées alimentaires et des médicaments.

consommation devrait être de mise. Quant aux cyclamates, ils furent à un moment donné retirés du marché mondial, et pour la saccharine, la prudence s'impose encore plus, mais leur présence est plus rare (notamment à cause du goût) !

En ce qui concerne les polyols, il en existe de plusieurs types et certains sont naturels. On les rencontre essentiellement, ajoutés dans l'alimentation, dans les chewing gums, les bonbons et autres confiseries. Ils sont dits acariogènes parce qu'ils ne provoquent pas de caries comme le sucre. Une consommation importante peut provoquer des flatulences, des troubles digestifs bénins, mais peut-être aussi d'autres effets non encore identifiés.

Quand les édulcorants font grossir

Cet énoncé pourrait paraître provocateur, pourtant il s'agit d'une réalité que tout médecin nutritionniste peut constater lors de ses consultations. Pourquoi les édulcorants, au lieu d'aider à contrôler le poids, font-ils grossir ?

– *Ils renforcent l'appétit pour le sucré*

Bien que leur charge calorique soit moindre que le sucre, les édulcorants, loin de combattre l'appétence pour le sucré, la renforcent. Pas besoin d'étude pour démontrer cela, il s'agit d'une observation de bon sens, constatée par de multiples professionnels de la santé prenant en charge les personnes en surpoids. Certains évoquent même le fait que les édulcorants induisent une sécrétion d'insuline stimulant l'appétence pour le vrai sucré. En fait, les édulcorants n'agissent pas directement, mais la vue d'un plat provoque spontanément des sécrétions salivaires digestives (expérience de Pavlov) et d'insuline dont le but est d'aider à métaboliser le sucre par les cellules de l'organisme (il y a aussi au cours de la journée un rythme de sécrétion spontanée d'insuline qui explique les périodes de recherche de nourriture). Si le sucre est absent – la structure chimique de l'aspartame est différente –, se met en place un comportement de recherche de produit sucré. Par ailleurs, il a bien été démontré que les personnes qui avaient une alimentation trop restrictive en sucre consommaient plus de produits gras ; on a ainsi transformé des diabétiques en obèses, ce qui a aggravé leur diabète... Les consommateurs d'édulcorants ont aussi souvent l'impression de faire des efforts et s'octroient donc plus volontiers des récompenses parfois fort grasses et sucrées !

– *Le contrôle de la faim est perturbé*

L'aspartame est une protéine, plus précisément un dipeptide, qui se décompose en trois produits chimiques :

– l'aspartyl. C'est l'élément présenté par certains comme néfaste pour le cerveau (en fonction des doses et durées d'exposition).

– la phénylalanine. Il s'agit d'un acide aminé, élément constitutif des protéines, dont le métabolisme est perturbé pour les personnes ayant une phénylcétonurie (1 personne sur 16 000). Il est pour elles très délétère, d'où la mention sur les emballages « contient de la phénylalanine » ou « source de... ».

– le méthyl ester. On l'a soupçonné de se transformer en méthanol toxique, mais différentes études n'ont pas confirmé cette hypothèse.

Les édulcorants, de même que les arômes, agissent comme des leurres pour le cerveau et les autres cellules de l'organisme, ce qui entraîne fatalement des troubles de la régulation des prises alimentaires. La molécule qui constitue l'aspartame diffère du sucre (hydrate de carbone) par sa structure. Elle n'agit pas sur les récepteurs des cellules sensibles au sucre et perturbe les sensations de rassasiement, de satiété mais aussi de faim. Il y a un effet de découplement entre les sensations gustatives et l'apport alimentaire qui ne correspond pas à l'attente du métabolisme. Une baisse du sucre dans le sang (hypoglycémie) est un phénomène physiologique qui survient à distance d'un repas et qui donne le signal du besoin de la prise alimentaire. Le sucre consommé au cours du repas, quelle que soit sa forme, participe au signal de rassasiement. Or, les édulcorants n'étant pas des sucres, ils n'entraînent pas le même signal, ce qui explique l'hyperphagie alimentaire réactionnelle souvent observée chez les consommateurs d'édulcorants, ce qui favorise le surpoids et l'obésité.

– *Du gras à la place du sucre*

Lorsqu'on supprime le sucre d'un produit alimentaire, sa masse doit être remplacée par un autre produit. Or, l'édulcorant n'a pas d'effet de masse. On a alors recours soit à un autre glucide, comme les glucides complexes issus de l'amidon mais, dans ce cas, la charge calorique de l'aliment est la même qu'initialement, soit à un lipide. La valeur calorique de l'aliment augmente alors (1 g de glucide = 4 kcal ; 1 g de lipide = 9 kcal). Ainsi un produit présenté comme « allégé » peut se révéler plus calorique que le produit contenant du sucre, et donc favoriser le surpoids !

– *Les troubles indirects de la sécrétion d'insuline*

Toute prise alimentaire provoque un certain degré de sécrétion d'insuline pour métaboliser les sucres ; il s'agit d'un processus normal qui s'adapte en fonction du taux de sucre ingéré. Mais s'ils sont remplacés par des ersatz, l'insuline ne sert à rien, elle fonctionne en quelque sorte dans le vide et provoque des fringales. En résultent des pulsions alimentaires qui majorent la consommation d'aliments et augmentent les apports caloriques.

Édulcorant et mauvaise humeur ?

La consommation d'un peu de sucre le matin, par exemple sous forme de confiture ou de miel, favorise l'absorption d'un acide aminé du nom de tryptophane. Celui-ci, non synthétisable par l'organisme, est présent notamment dans les produits laitiers. Ainsi, le petit déjeuner à la française comprenant du lait pour les plus jeunes, du lait ou des yaourts pour les autres, du pain et de la confiture, est justifié. Ce tryptophane est nécessaire à la production d'une substance appelée sérotonine, agissant au niveau du cerveau. Tout déficit en cet élément favorise les états mélancoliques, voire les dépressions. Pour ne pas manquer de sérotonine, il faut avoir suffisamment de tryptophane ; il est donc recommandé de prendre un peu de sucre, et pas d'édulcorants. Attention, il ne faut pas pour autant envisager une consommation excessive de sucre. Il existe en effet ce que l'on appelle, sur le plan biologique, des rétrocontrôles ; à partir d'un certain taux de prise de sucre, il n'y a plus d'augmentation d'absorption du tryptophane mais risque de surpoids !

Ne voyez pas dans ces lignes un plaidoyer pour la consommation de sucre, mais il ne doit pas être éliminé de l'alimentation, surtout le matin. L'homme est attiré par le sucré dès le plus jeune âge (le lait maternel), il est aussi génétiquement attiré vers la consommation des fruits sucrés.

La consommation de sucre (saccharose issu de la betterave ou de la canne à sucre), à différencier du fructose issu des fruits, lui-même à différencier du fructose industriel produit à partir des céréales comme le blé et le maïs, à haute dose a des effets délétères bien identifiés sur la santé. Le pancréas peut s'épuiser (sécrétion d'insuline), d'où l'apparition de diabète. On consomme actuellement dix fois plus de sucre qu'il y a cent cinquante ans, essentiellement indirectement (voir troisième partie). Le sucre n'est pas à bannir, même chez les diabétiques, mais à prendre en quantité très raisonnable au cours de repas riches en fibres végétales, et jamais en dehors de ceux-ci. Cette règle devrait s'appliquer à tous. Évidemment, avec le développement de l'aspartame, les betteraviers sont inquiets. Grâce à leur puissance financière, ils multiplient les initiatives. Bien peu de personnes s'imaginent que la semaine du goût est réalisée à l'initiative du CEDUS (Centre d'étude et de documentation du sucre) – même s'il y a d'autres partenaires – dans le but final de valoriser les produits avec du sucre. Il s'agit pour eux de contrecarrer la notion de risques à « consommer trop sucré », notamment par des actions au niveau des écoles.

Le conseil pour tous peut se résumer ainsi : peu de produits avec sucre ajouté, pas ou très rarement de produits avec édulcorants, et libre consommation des produits naturellement sucrés comme les fruits et les produits laitiers pour ceux qui le digèrent.

L'utilisation d'édulcorants peut rapporter gros aux industriels

Les édulcorants coûtent moins cher que le sucre aux industriels de l'agroalimentaire. Par ailleurs, la mention « sans sucre ajouté » est considérée comme valorisant le produit sur le plan marketing, tout comme la mention 0 % de sucre. Attention, dans bien des cas, des édulcorants sont présents. Ils le sont aussi souvent en cas de mention « à teneur réduite en sucre » ou « 50 % de sucre en moins que la plupart des boissons aux fruits ».

Le terme « *light* » est lui-même actuellement moins employé car beaucoup de gens savent que cela indique la présence d'édulcorants, qui commencent à avoir mauvaise presse. Le marketing des sociétés agroindustrielles propose d'autres termes : par exemple « zéro ». Zéro sucre, mais bien de l'aspartame associé à de l'acésulfame-K.

Réduire les prises de produits avec édulcorants. Les solutions pratiques

Vous avez compris la solution : ne pas consommer ou limiter très fortement la consommation des édulcorants intenses – aspartame, acésulfame-K –, la prudence devant être encore plus forte avec le cyclamate et la saccharine. Cela concerne tout le monde, et plus particulièrement les femmes enceintes et les enfants. Cela fait longtemps que l'on devrait conseiller aux femmes enceintes de ne surtout pas prendre d'édulcorants puisque leurs effets sont inconnus pour elles et pour le fœtus. Il est d'ailleurs surprenant de voir que le moindre médicament, même contre les maux de gorge, vendu en pharmacie, doit avoir subi des tests pour pouvoir être délivré aux femmes enceintes alors que, pour un produit chimique insuffisamment bien appréhendé quant à ses effets sur le plan physiologique, sa vente incorporée aux aliments est libre et sans précaution particulière (sauf pour la saccharine). S'il s'avérait à l'avenir que les femmes enceintes ne courent pas de danger à consommer ces produits, elles devraient néanmoins les éviter pour ne pas transmettre de telles saveurs artificielles déformées à leur enfant.

Pour les enfants, la prudence d'utilisation est aussi de mise ; l'AFSSA préconise d'ailleurs sa non-consommation jusqu'à 3 ans, cette limite d'âge étant totalement arbitraire. Pourquoi 3 ans et pas 5, 7, 8 ou 10 ans ? Ne donnez pas de produits avec édulcorants à vos enfants, quel que soit l'âge.

Soyez particulièrement vigilante si vous êtes enceinte et pour vos enfants : ne consommez pas de produits avec édulcorants.

La lecture des étiquettes vous renseigne, mais attention aux pièges : « peu de sucre », « pas de sucre ajouté »... signifient souvent « avec des édulcorants ».

La présence d'édulcorant est toujours mentionnée avec cet avertissement obligatoire : « Ce produit contient de la phénylalanine. » Il s'agit d'une précaution pour les personnes ayant une maladie appelée phénylcétonurie chez qui ces produits sont contre-indiqués ; pour vous, cela est une bonne indication si vous n'avez pas en tête la liste des édulcorants lors de vos achats (les édulcorants sont des additifs allant du E 950 à E 967).

De nombreux produits sont tout à fait recommandables – peu sucrés et sans édulcorant – et il est possible de bien se nourrir en interprétant correctement les étiquettes (voir deuxième partie).

Les allégés en graisses

LES ALLÉGÉS EN GRAISSES, LES TECHNIQUES

Il existe différentes méthodes pour alléger les denrées alimentaires en graisses et les rendre moins caloriques. Pour autant, est-ce vraiment utile pour aider à contrôler son poids, notamment en cas de surcharge pondérale ? Rien n'est moins sûr puisque, paradoxalement, aucune étude n'a démontré d'effet dans ce sens. Il faut dire que les mécanismes du contrôle des prises alimentaires sont complexes.

Plusieurs techniques existent pour alléger les produits en matière grasse :

– *Technique d'émulsion.* On remplace une partie de la matière grasse par de l'eau, de l'air et de l'azote. Les produits étant vendus plus chers, cela rend l'air et l'eau particulièrement onéreux !

– *Technique de réduction du cholestérol de certains aliments.* Plusieurs procédés permettent de réduire la teneur en cholestérol des aliments : absorption sur du charbon, extraction à l'éthanol, à la vapeur... C'est beaucoup d'effort pour une efficacité non démontrée : les 2/3 du cholestérol présents dans le sang sont issus d'une synthèse par le foie et l'impact du cholestérol d'origine alimentaire – même s'il ne faut pas totalement le négliger – est faible.

– *Technique utilisant des protéines.* Des industriels ont mis au point des procédés utilisant le blanc d'œuf et le lait comme substituts des graisses ; les résultats sont techniquement plutôt réussis sur le plan organoleptique puisque la texture des produits reste assez onctueuse.

– *Technique utilisant des hydrates de carbone.* Dans ce cas, sont incorporés des glucides, essentiellement des fibres issues de plantes ou d'algues. Des substances appelées hydrocolloïdes sont utilisées, tout comme l'amidon de pomme de terre dans les beurres, margarines et soupes, pour les alléger.

Différentes autres techniques existent. Aux États-Unis, par exemple, afin de réduire la teneur en matière grasse des viandes, on donne des anabolisants aux animaux – heureusement interdits en Europe –, ce qui leur permet en grandissant plus vite de limiter le stockage de matière grasse. Il existe aussi des recherches pour produire des animaux transgéniques moins gras !

Tous les produits allégés en graisse n'ont qu'un intérêt très limité, la preuve de leur efficacité sur le contrôle du poids étant loin d'être démontrée. La prise de ce type de produits allégés en graisse a parfois un effet paradoxal puisqu'elle peut entraîner une surconsommation alimentaire compensatrice. Par ailleurs, certains produits présentés comme allégés sont plus caloriques que le même produit non allégé d'une autre marque (voir chapitre 7) !

Les solutions pratiques

Éviter les produits allégés, mentionnés sur l'étiquette sous diverses formes : « 20 % de MG » (matière grasse), « 0 % de MG ». Ils sont plus chers. Pourquoi ne pas mélanger vous-même la crème avec un peu d'eau ; faites de même pour les vinaigrettes, vous les allégerez ainsi à moindre frais si vous souhaitez prendre ce type de produits.

L'intérêt des produits allégés en sucre et en lipide est bien mince, et pour certains d'entre eux, l'innocuité pour la santé n'est pas formellement démontrée (dépendant de la durée d'exposition, des taux et des associations avec d'autres composés). Les hommes n'ont pas une vocation naturelle à absorber tous ces produits chimiques qui dénaturent les aliments de base.

3

Les additifs alimentaires Une grande profusion de produits à la dangerosité variable

Les additifs alimentaires occasionnent-ils des problèmes de santé ? Les autorités sanitaires assurent que non puisqu'il existe un encadrement législatif, s'appuyant sur des données scientifiques, qu'elles considèrent comme adapté tant au plan national qu'européen. Mais que sait-on de leurs effets à long terme pour certains d'entre eux ? En définitive, que faut-il penser objectivement des additifs alimentaires surutilisés par l'industrie agroalimentaire ?

Des additifs en excès et parfois suspects

Les différents types d'additifs alimentaires

Un additif alimentaire correspond à une substance ajoutée à l'aliment, qui a pour but d'améliorer sa conservation, sa texture mais aussi sa couleur. Toutes les substances ajoutées aux aliments ne sont pas considérées comme des additifs au sens réglementaire du terme ; ainsi en est-il des arômes auxquels nous venons de consacrer un chapitre. Les édulcorants sont des additifs particuliers puisqu'ils ont pour vocation de se substituer au sucre, d'où le traitement de ce cas dans un chapitre à part entière.

La définition officielle et administrative des additifs est la suivante : « Toute substance habituellement non consommée comme aliment en soi et habituellement non utilisée comme ingrédient caractéristique dans l'alimentation, possédant ou non une valeur nutritive, et dont l'adjonction intentionnelle aux denrées alimentaires (...) a pour effet (...) qu'elle devient elle-même ou que ses dérivés deviennent, directement ou indirectement, un composant de ces denrées alimentaires (décret n° 89-674). » Une définition bien administrative !

La présence d'additifs dans un produit alimentaire est mentionnée par la lettre E suivie d'un chiffre, ce code déterminant la catégorie des additifs, puis, deux autres chiffres permettent son identification. Sur certaines étiquettes, le nom de l'additif peut être indiqué en toutes lettres sans son nom de code. La liste des différentes catégories d'additifs est donnée dans le tableau ci-dessous.

- E 100 à E 180 : colorants ; colorent comme leur nom l'indique.
- E 200 à E 297 : conservateurs ; inhibent le développement de certains micro-organismes. On compte parmi eux les sulfites, nitrites, propionates.
- E 300 à E 321 : antioxygènes ; retardent l'oxydation, notamment des matières grasses et évitent ainsi leur rancissement.
- E 325 à E 380 : acidifiants et correcteurs d'acidité ; agissent sur le degré d'acidité du produit.
- E 400 à E 495 : émulsifiants, gélifiants, épaississants, texturants ; agents permettant une stabilisation physique.
- E 500 à E 585 : additifs pour des usages divers ; l'acide chlorhydrique (E 507), l'acide sulfurique (E 513), le sulfate d'aluminium (E 520), des phosphates (E 541), le talc (E 553b).

• E 620 à E 650 : exhausteurs de goût ; renforcent le goût et sont à distinguer des arômes ; parmi eux, les glutamates.
• E 900 à E 914 : agents d'enrobage ; sont applicables à la surface des aliments pour leur donner un aspect brillant ou former une couche protectrice.
• E 938 à E 949 : gaz propulseurs : argon (E 938), hélium (E 939), azote (E 941), protoxyde d'azote (E 942), butane (E 943a), propane (E 944), oxygène (E 948), hydrogène (E 949).
• E 950 à E 967 : édulcorants.

Les additifs peuvent-ils être considérés comme dangereux pour la santé ?

– Tous les additifs ne sont pas à considérer de la même manière.

Pour certains additifs comme les colorants de synthèse, des doutes persistent sur leur innocuité alors que pour d'autres, utilisés pour épaissir les préparations, nous sommes certains qu'ils ne présentent pas ou peu de risques sanitaires. De nombreux additifs empêchent le développement de micro-organismes (bactérie, micro-champignon), et les antioxygènes ont un intérêt pour la conservation des denrées. L'absence d'innocuité de ces produits est variable, et dépend des doses et de leur nature chimique.

Comme vous le constatez, il existe une très grande diversité de types d'additifs et on ne peut pas globaliser les effets des additifs sur la santé ; il faut donc les analyser par catégorie, puis un par un. C'est ce que font les divers organismes de contrôle par des études de toxicité. Ainsi, la mise sur le marché de ces produits ne peut se faire que s'ils ont reçu l'aval des autorités sanitaires. Est alors définie une dose journalière admissible (DJA) avec, en cas de doute et si un complément d'information est jugé nécessaire, la délivrance d'une DJA temporaire.

Ceci paraît rassurant mais, à partir du moment où une dose journalière admissible est donnée, cela signifie par essence qu'il ne faut pas dépasser cette dose ; en clair, au-delà, il y a pour certains additifs un risque de toxicité.

Rappelons que la dose journalière admissible est calculée à partir d'un schéma moyen de consommation ; or, de nombreux consommateurs dépassent ces doses puisqu'il s'agit d'une moyenne.

Même si les marges de sécurité sont élevées, ce risque existe, notamment pour des groupes de population : les enfants, grands consommateurs de bonbons et autres friandises contenant de multiples colorants, les personnes intolérantes ou allergiques à certains produits alimentaires et ayant par réaction et nécessité tendance à prendre la même catégorie d'aliments pour éviter les troubles... Comment évaluer pour tous l'absorption réelle des additifs pris individuellement ?

Par ailleurs, on constate dans la pratique des consultations de nutrition une évolution vers une faible diversification de l'alimentation. Malgré les campagnes nutritionnelles, nombreuses sont les personnes qui ont des tendances monophagiques, c'est-à-dire une propension à manger beaucoup du même produit. Certains consomment par exemple tous les jours des sodas, souvent de la même marque, ne « supportant » pas de boire de l'eau, d'autres ne sont habitués qu'à deux à trois types de plats cuisinés bourrés d'additifs, d'autres prennent toujours les mêmes biscuits de qualité souvent médiocre... Il y a de multiples raisons à ce type de comportements : économiques, mais aussi de dépendances à certains goûts – le problème des arômes –, textures et couleurs – renforcées au moyen de campagnes publicitaires. L'accoutumance aux produits est bien évidemment recherchée par les industriels. De véritables addictions se mettent en place.

Par ailleurs, les DJA varient d'un pays à l'autre. La notion même de DJA renvoie de toute façon à celle de toxicité, qui n'existe pas lors de la consommation de produits naturels. Il ne viendrait jamais à l'idée de personne de définir une dose limite de consommation de produits comme l'abricot, la pomme ou la poire... si tant est qu'ils n'aient pas été outrageusement traités par des pesticides.

L'essor des additifs a été parallèle à celui de la chimie industrielle d'où une méfiance légitime, même vis-à-vis de ceux qui sont autorisés ; certains ont d'ailleurs été retirés du marché alors qu'ils étaient précédemment permis. Cela étant, pour qu'un produit soit interdit ou ait de nouvelles limites d'utilisation, il faut des preuves. Or, les « études épidémiologiques » pouvant aboutir à modifier l'utilisation sont longues et coûteuses à mettre en place. Qui provoque et réalise ces études ? Pas les industriels. La directive REACH (voir chapitre 6) modifiera peut-être un peu la donne.

L'histoire de l'alimentation nous montre combien les autorités, comprises au sens large, peuvent se fourvoyer. Pendant des années, elles ont laissé utiliser du sulfate de cuivre pour traiter les fruits et légumes, ajouter diverses substances aux aliments comme les oxydes de fer pour colorer le chocolat, des sels de cuivre pour le pain... et même du sulfate de chaux dans les farines ! Ces exemples datent de plus d'un siècle, et le contexte était certes différent, mais cela procède de la même démarche. Ajout de produits aux effets *a priori* non délétères dont on s'aperçoit parfois fort tardivement qu'ils sont extrêmement dangereux. Les moyens d'analyse modernes sont bien sûr sans comparaison par rapport à ceux du siècle dernier ; toujours est-il qu'à cette époque aussi, les autorités affirmaient l'innocuité des produits autorisés. Qu'en sera-t-il demain, lorsque la non-prise en compte ou la sous-estimation des risques actuels sera vue avec condescendance ?

– Que sait-on des interactions entre additifs ?

> Que se passe-t-il lorsque nous absorbons plusieurs types d'additifs au cours d'un même repas ? Nul ne peut vous répondre. Pourtant, certains peuvent se révéler être beaucoup plus actifs par une simple association de molécules et voir leur pouvoir toxique augmenter.

Il ne viendrait jamais à l'idée d'un médecin prescrivant un médicament à son patient d'éluder la question de savoir quel type de médicament il prend déjà. Il commence toujours par vérifier que sa nouvelle prescription est bien compatible avec les autres traitements en cours. N'y aurait-il pas pour les additifs de problèmes de compatibilité ou d'incompatibilité entre les molécules ? Même s'il n'y a pas de volonté de nuire, les pouvoirs publics devraient exiger des études plus poussées, les informations actuellement fournies par les fabricants étant le plus souvent insuffisantes même si elles répondent au cahier des charges qui leur est demandé.

Des doutes existant sur de nombreux additifs, les recommandations suivantes vous aideront à mieux choisir vos produits alimentaires.

– Les additifs suspects

• Les colorants

Il y a les colorants purement chimiques, d'autres naturels mais toutefois souvent extraits par des procédés bien chimiques, à l'instar des arômes. Un consensus semble se dégager concernant la méfiance particulière vis-à-vis de certains d'entre eux dont :

- Amarante : E 123 — colorant rouge
- Canthaxantine : E 161g — colorant orangé
- Erythrosine : E 127 — colorant rouge
- Tartrazine : E 102 — colorant jaune

• Les conservateurs et antioxygènes

Si la conservation des aliments a toujours été une préoccupation de l'homme (dessication des denrées par séchage, fumage), les procédés modernes comme la réfrigération et la congélation paraissent bien adaptés. D'autres peuvent poser problème. Parmi les agents conservateurs dont il faudrait se méfier, citons :

– les sulfites (anydride sulfureux : E 220 — E 228)

Présents dans de très nombreuses denrées alimentaires et dans des boissons comme les vins et les bières, les sulfites améliorent leur conservation. Ces produits sont suremployés à des doses certes légales, mais dont il conviendrait de revoir les taux à la baisse, voire complètement les interdire. De nombreuses allergies, des maux de tête et divers troubles de type digestif et respiratoire peuvent être mis à leur crédit, pour ne citer que ceux identifiés.

– Les nitrites et nitrates

La transformation des nitrites et nitrates en nitrosamines a des conséquences pour la santé en fonction des doses ingérées (voir le chapitre 6 sur les polluants). Ils sont potentiellement cancérigènes.

– Les benzènes

Les produits chimiques à base de benzènes sont employés car autorisés. Est-ce bien raisonnable ? Manfred et Nicole Moll, docteurs en science, expliquent dans leur livre, *Précis des risques alimentaires* : « Ils [les benzènes] sont très efficaces pour prévenir le rancissement des huiles et des graisses, mais des études toxicologiques effectuées chez le hamster et le rat ont montré des propriétés cancérigènes et des actions sur le foie. » Les antioxygènes les plus fréquemment rencontrés sont le butylhydroxyanisole (BHA) E 320 et le butylhydroxytoluène (BHT) E 321.

Notre propos n'est pas de réaliser un livre de toxicologie, mais de donner les clés pour choisir les meilleurs aliments ou produits alimentaires transformés. Les additifs les plus sûrs, c'est-à-dire autorisés dans la filière « biologique », et ceux qui apparaissent les moins nocifs, en l'état de nos connaissances, sont ci-après mentionnés. Ces deux listes sont à photocopier et à avoir avec soi lors de l'achat des denrées alimentaires.

– Des additifs à votre insu

Concernant les produits vendus en vrac, les additifs ne sont pas toujours indiqués. Pourtant, aucune amélioration ne s'annonce dans ce domaine.

Les fruits et légumes proposés sur les étals sont souvent traités avec des produits à base de benzène, sans que cela soit mentionné. Même sans emballage, mention devrait être faite de tout élément ajouté sur la pancarte indiquant le prix et la provenance du produit. De l'aveu de certains producteurs, des arômes sont également vaporisés sur des produits, les fraises par exemple, pour leur donner du « goût » ; il faut dire que les produits frais sont rarement cueillis à maturité et ce afin de permettre un transport et des manipulations plus aisés. Évidemment, le mûrissement dans des cageots ne peut être le même qu'au soleil. Cela dit, tous les agriculteurs n'utilisent pas ces procédés.

Concernant la baguette blanche, l'adjonction de plus de 10 additifs est autorisée. Il vaut mieux apprendre à choisir son pain (troisième partie), ou à le faire soi-même !

Ainsi, malheureusement, les produits non emballés, qui semblent avoir plus de naturalité sans l'étiquetage, ne sont pas plus sûrs que les autres.

Les mets proposés dans la restauration collective, les cantines, les restaurants d'entreprise, par l'absence d'étiquetage, posent aussi problème, notamment pour les personnes allergiques ou intolérantes à divers produits dont certains additifs. Il en est de même pour les restaurants.

Ce déficit d'informations est clairement identifié, ce qui n'empêche pas l'inertie des pouvoirs publics.

Concernant les produits transformés, notamment les plats préparés prêts à consommer, si la liste des ingrédients est indiquée ainsi que celle des additifs incorporés, il n'y a pas de renseignements suffisants concernant leur quantité. La concentration aux doses légales est-elle toujours respectée ? Les contrôles sont-ils suffisants ? Les sanctions dissuasives ?

– Les auxiliaires technologiques pas toujours anodins

Ces auxiliaires sont des produits utilisés pour la transformation des denrées alimentaires et censés ne pas rester dans le produit final ou alors à l'état de résidus suffisamment infimes pour ne pas présenter de danger. Mais qu'en est-il réellement : sont-ils suffisamment recherchés et leurs dosages bien évalués lors des contrôles dans les produits finis ? Précisons que leur mise en évidence coûte cher, ce qui limite le degré d'investigation ; pourtant leur présence peut se révéler dangereuse pour la santé.

Des risques identifiés et ceux qui ne le sont pas nécessairement

Les additifs peuvent être à l'origine d'allergies à type d'irritations de la peau, d'eczéma, d'urticaire, de manifestations respiratoires (asthme), à type de gonflement comme l'œdème de Quincke avec risque de défaillance cardiaque – dans des cas extrêmes heureusement exceptionnels. Les additifs allergisants sont difficiles à mettre en évidence, car trop nombreux, et peu de tests allergologiques les concernent. Ce sont surtout les sulfites qui sont pointés du doigt, ils sont actuellement les seuls additifs à déclaration obligatoire retenu par la Directive européenne sur l'étiquetage des produits allergisants.

Des troubles de la digestion, des maux de ventre, parfois des nausées, apparaissent secondairement à l'absorption de certains additifs alimentaires (glutamate E 620-E 625) en fonction des susceptibilités individuelles ; des maux de tête sont également fréquents, notamment avec les sulfites (E 220-E 228), ou des sensations de mal-être pas toujours bien définissables.

Au-delà de ces risques, malgré tout en partie identifiables, il y a ceux beaucoup plus pernicieux liés à l'apparition de maladies comme les cancers. En théorie, cela est improbable car des « doses sans effet » (DES) pour chaque additif sont définies sur des expérimentations animales ; à partir de là, la dose journalière admissible (DJA) est divisée par 100 pour l'homme. Par ailleurs, une « dose létale 50 » doit être déterminée, il s'agit de la quantité toxique entraînant la mort chez 50 % des animaux de laboratoire testés. Les pourfendeurs des expérimentations animales apprécieront d'autant que les réactions chez l'homme sont différentes et la notion de dose toxique reste finalement bien floue car ne sont pas pris en compte, ou insuffisamment, les effets d'exposition prolongée aux additifs à de faibles doses qui pourraient se révéler toxiques à la longue (microtoxicité étalée dans le temps).

Au-delà de l'apparition de cancers, de très nombreux autres troubles ou maladies peuvent être engendrés par des produits chimiques comme des défaillances immunitaires, des stérilités, des atteintes des reins, du foie. Des produits pourraient également se révéler toxiques pour le cerveau, ce qui expliquerait le développement de certaines maladies comme celle d'Alzheimer.

Cette vulnérabilité aux additifs est variable d'une personne à l'autre, ne serait-ce qu'en fonction de l'âge et de facteurs génétiques. Il est regrettable que cette dimension soit insuffisamment, voire pas prise en compte.

Trop de doutes légitimes existent pour de nombreux additifs qui, bien que sous surveillance, sont toujours autorisés. Qui peut dire ce qu'il advient lors de la répétition du contact aux additifs, de leur bio-accumulation, c'est-à-dire des effets de leur accumulation dans l'organisme ? La prudence, simple principe de précaution, devrait être de mise dès que des soupçons apparaissent.

COMMENT LIMITER LES PRISES D'ADDITIFS : LES SOLUTIONS PRATIQUES

Heureusement des solutions pratiques existent et doivent permettre de limiter les risques.

Choisir des produits ne contenant que des additifs autorisés dans les produits bio

Principaux additifs autorisés pour la filière « biologique »	
E 153*	Charbon végétal médicinal
E 160b*	Rocou, bixine, norbixine
E 170	Carbonates de calcium
E 172*	Oxyde et hydroxyde de fer
E 249, 250*	Nitrite de potassium, de sodium

E 251, 252	Nitrate de sodium, de potassium
E 270	Acide lactique
E 290	Dioxyde de carbone
E 296	Acide malique
E 297	Acide fumarique
E 300	Acide ascorbique
E 306	Extrait riche en tocophérols
E 322	Lécithines
E 330	Acide citrique
E 333	Citrate de calcium
E 334	Acide tartrique
E 335	Tartrate de sodium
E 336	Tartrate de potassium
E 400	Acide alginique
E 401	Alginate de sodium
E 402	Alginate de potassium
E 406	Agar-agar
E 407	Carraghénanes
E 410	Farine de graine de caroube
E 412	Gomme de guar
E 413	Gomme adragante
E 414	Gomme arabique
E 415	Gomme xanthane
E 416	Gomme karaya
E 422	Glycérol
E 440	Pectine
E 471	Mono et diglycéride d'acides gras
E 500	Carbonates de sodium
E 501	Carbonates de potassium
E 503	Carbonates d'ammonium

E 504	Carbonates de magnésium
E 508*	Chlorure de potassium
E 509*	Chlorure de calcium
E 511*	Chlorure de magnésium
E 516	Sulfate de calcium
E 524, 526	Hydroxyde de sodium, de calcium
E 551	Dioxyde de silicium
E 553b	Talc
E 558, 559	Bentonite, silicate d'aluminium (kaolin)
E 901	Cire d'abeille blanche et jaune
E 903	Cire de Carnauba
E 938, 941, 942*	Argon, azote, protoxide d'azote
E 1505	Citrate de triéthyle

*Autorisé pour certains produits (animaux, élevage certifié bio)

Vous constaterez que peu de colorants sont autorisés : le E 170 qui est du carbonate de calcium et colore en blanc et le E 172 qui est de l'oxyde et de l'hydroxyde de fer (colorant jaune, rouge et noir).

Choisir des produits par essence peu transformés ou dont la législation restreint les apports en additifs

Certains produits sont moins nocifs que d'autres en terme de présence de composés chimiques, mais il peut y avoir néanmoins des contaminations indirectes par des polluants se déposant partout, cela concernant les produits bio ou non.

Pas plus de 3 additifs par produit alimentaire et en excluant les E 100 (colorants), notamment pour les enfants

N'achetez pas de produits contenant plus de 3 additifs en excluant les E 100, tous les colorants sauf ceux autorisés dans les produits bio : E 153, E 160b, E 170, 172. Cette proposition est certes arbitraire d'autant que certains additifs sont inoffensifs (voir additifs bio), mais il faut avoir une vision pratique et pragmatique lors de l'achat des denrées alimentaires : moins vous achèterez de produits avec additifs, moins les industriels de l'agroalimentaire en mettront. Ne connaissant par les interactions entre additifs, il apparaît dès lors comme une mesure de salubrité personnelle et publique de limiter leur consommation.

La mesure s'applique à tous les produits, denrées transformées, plats cuisinés prêts à consommer...

Les additifs, notamment les édulcorants, sont interdits dans les aliments pour nourrissons et enfants de moins de trois ans. Si l'industrie agroalimentaire s'adapte pour les enfants de moins de trois ans, pourquoi ne pas imposer les mêmes normes au-delà pour tous ?

Lorsque « moins d'additifs » devient un argument de vente

Conscient de la mauvaise image qu'ont les additifs, certaines marques commencent à mentionner « sans conservateur » ; il s'agit dans certains cas uniquement d'un argument de vente, ne vous laissez pas piéger. « Sans conservateur » ne signifie pas sans additif, il peut y avoir des antioxygènes qui sont aussi des conservateurs, mais pas au sens réglementaire du terme, des colorants et bien d'autres additifs, avec une nocivité potentielle.

On voit même fleurir des mentions du type « sans arôme artificiel* ». L'astérisque renvoie à une mention qu'il faut bien rechercher : « conformément aux usages professionnels », ce qui manque de clarté pour le consommateur. Cela indique-t-il simplement leur présence dans les limites légales admises ?

Il vaut mieux acheter les produits issus de l'agriculture biologique ou ceux dont les industriels ou artisans cherchent à limiter la présence d'additifs. De nombreuses petites structures – par exemple « Oh légumes oubliés » – proposent ainsi des produits intéressants mais aussi, à plus grande échelle, certains de la marque Bjorg.

Finalement, le consommateur doit aller bien au-delà des notions classiques sur les calories, lipides, glucides et protides d'un aliment. La teneur en additifs est essentielle et, contrairement à ce que certains disent, il ne faut pas porter l'anathème sur les produits peu chers. Certes, il existe des produits dits « d'appel », de faible intérêt nutritionnel, mais de nombreux produits de distributeurs sont quasiment identiques à ceux de grandes marques, les fournisseurs de matières premières alimentaires étant souvent les mêmes. La différence de prix, 30 % en moyenne, en faveur des marques de distributeurs est liée au fait qu'ils investissent moins dans le packaging, la publicité et la recherche.

Si la pression publique est suffisamment forte, les produits de distributeurs, comme ceux de marque, verront réduite la présence d'additifs suspectés comme nocifs.

Liste des additifs pouvant être considérés comme les moins nocifs dans l'état actuel de nos connaissances dans les produits alimentaires non biologiques	
E 100	Curcumine
E 101	Riboflavine
	Phosphate-5 de riboflavine
E 140	Chlorophylle / Chlorophyllines
E 160c	Extrait de paprika, capsanthéine, capsorubine
E 160e	Bêta-apocaroténol-8
E 160f	Ester éthylique
E 161b	Lutéine
E 162	Rouge de betterave, bétanine
E 163	Anthocyanes
E 170	Carbonate de calcium
E 172	Oxydes et hydroxydes de fer
E 263	Acétate de calcium
E 297	Acide fumarique
E 300	Acide ascorbique
E 301	Ascorbate de sodium
E 302	Ascorbate de calcium
E 304	Esters d'acide gras de l'acide ascorbique
	Palmitate d'ascorbyle
	Stéarate d'ascorbyle
E 306	Extraits riches en tocophérols
E 307	Alpha-tocophérol
E 308	Gamma-tocophérol
E 309	Delta-tocophérol

E 322	Lécithines
E 330	Acide citrique
E 331	Citrates de sodium
E 334	Acide tartrique
E 335	Tartrates de sodium, mono, di et trisodique
E 336	Tartrates de potassium
E 337	Tartrates double de potassium et de sodium
E 350	Malates de sodium
E 351	Malates de potassium
E 352	Malates de calcium
E 353	Acide métatartrique
E 354	Tartrate de calcium
E 356	Adipate de sodium
E 357	Adipate de potassium
E 400	Acide alginique
E 401	Alginate de sodium
E 402	Alginate de potassium
E 403	Alginate d'ammonium
E 404	Alginate de calcium
E 417	Gomme tara
E 440a	Pectines
E 440b	Pectines amidées
E 445	Esters glycériques de résines de bois
E 470a	Sels de sodium, de potassium et de calcium, d'acides gras
E 470b	Sel de magnésium d'acides gras

E 481	Stéaroyl-2-lactylate de sodium
E 482	Stéaroyl-2-lactylate de calcium
E 483	Tartrate de stéaryle
E 500	Carbonates de sodium
	Carbonate acide de sodium
	Sesquicarbonate de sodium
E 501	Carbonate de potassium
	Carbonate acide de potassium
E 503	Carbonate d'ammonium
	Carbonate acide d'ammonium
E 504	Carbonate de magnésium
	Carbonate acide de magnésium
E 528	Hydroxyde de magnésium
E 551	Dioxyde de silicium
E 558	Bentonite
E 570	Acides gras
E 574	Acide gluconique
E 575	Glucono-delta-lactone
E 576	Gluconate de sodium
E 577	Gluconate de potassium
E 578	Gluconate de calcium
E 579	Gluconate ferreux
E 585	Lactate ferreux ou lactate de fer
E 901	Cire d'abeille blanche et jaune
E 902	Cire de candelilla
E 903	Cire de carnauba
E 920	L-cystéine
E 927b	Carbamide
E 938	Argon

E 939	Hélium
E 941	Azote
E 942	Protoxyde d'azote
E 948	Oxygène
E 949	Hydrogène
E 959	Néohespéridine DC
E 1103	Invertase

4

La chimie alimentaire De la dépendance à une possible soumission

« On parle de soumission lorsqu'il y a une intention délibérée de pouvoir agir sur le comportement de quelqu'un », ainsi s'expriment les experts en toxicologie à propos de drogues données à l'insu de leurs victimes. Ne peut-on faire un parallèle avec certaines pratiques en train de se mettre en place dans l'industrie agroalimentaire ? Le neuromarketing a cet objectif et l'ajout de certaines substances commence à être étudié en fonction des réactions générées au niveau de différentes zones du cerveau (satisfaction, mémorisation, dépendance) ; l'ajout discret de substances psychoactives n'est plus une fiction.

La dépendance alimentaire

Le but – légitime – des industriels est de provoquer et multiplier les actes d'achats et de fidéliser les consommateurs, par la publicité d'une part, et par des goûts spécifiques donnés aux aliments d'autre part : par exemple, celui de chocolat noisette pour Nutella, de soda au cola, qu'il soit sucré ou à l'aspartame, pour Coca-Cola, de sauce tomate sucrée pour le ketchup. Tous ces produits sont quasiment inimitables ; il est possible de s'en approcher par des copies, mais pas de les reproduire complètement. Ces produits alimentaires typés créent une sorte de dépendance gustative qui n'a rien d'illégitime en soi s'ils ne sont pas consommés avec excès, car souvent gras, sucrés ou bourrés d'édulcorants. Les marques agroalimentaires cherchent à créer ou à renforcer toute forme de dépendance à un produit, notamment grâce aux arômes et par la texture onctueuse ou craquante. Non seulement les mécanismes de régulation de la faim, mais aussi la physiologie intime du cerveau en subissent les conséquences. La dépendance gustative, lorsqu'elle se met en place, engendre un comportement plus ou moins addictif. Des comportements de type glucotoxicomania sont décrits avec les produits sucrés. Toutes les personnes ne sont pas sensibles au sucre, mais celles qui le sont – souvent plus vulnérables que d'autres sur le plan psychologique – recherchent ces produits de façon compulsive, entraînant une sorte de toxicomanie.

L'adjonction d'additifs a pour but, entre autres, de créer une forme de dépendance chimique spécifique appelée par les industriels « fidélisation » à la marque du produit. Cela ne se fait plus de façon aléatoire ou sur un simple panel de personnes testées ; on n'est plus dans le domaine de la fiction lorsqu'on évoque l'analyse des réponses cérébrales à tel ou tel produit grâce à l'utilisation d'IRM fonctionnelle (scanner amélioré). On arrive à déterminer des indices de satisfaction par l'analyse de l'imagerie cérébrale et, par voie de conséquence, sont choisis les arômes ou textures pouvant provoquer le plus de dépendance. On sait très bien que le mental, mais aussi la pensée, les comportements, sont sous la dépendance de molécules du cerveau appelées neuromédiateurs dont la synthèse dépend en partie de l'alimentation, il y a là un champ de manipulation extraordinaire. Il est aussi possible d'ajouter des produits chimiques pour influer sur les comportements et la pensée. Si on le fait depuis longtemps par le biais des médicaments, on soupçonnait moins que cela pouvait arriver par la voie de la nourriture.

Demain, les additifs alimentaires n'auront plus uniquement pour fonctions de conserver, colorer, donner du goût aux aliments, mais aussi de créer et de renforcer les dépendances alimentaires à des produits spécifiques.

L'étude récente de Donna McCann montre qu'une augmentation de l'hyperactivité chez les enfants déjà hyperactifs (TDAH) peut survenir après la consommation de certains additifs alimentaires autorisés (E 102, E 104, E 110, E 122, E 124, E 129, E 211), dès l'heure qui suit leur ingestion. Une preuve que les additifs influencent directment les comportements.

Il y a d'une part le possible ajout direct de produits chimiques – qui ne pourra être réglementé que lorsqu'on s'en apercevra –, mais aussi de façon plus sournoise l'ajout de substances naturelles (ou naturelles manipulées) ayant une action psycho-active modifiant les comportements. Le chocolat, par exemple, contient de la théobromine et de la phénylétylamine mais à des doses minimes. Ce qui n'est qu'anecdotique peut servir d'alibi à des industriels pour ajouter directement certaines substances dans les aliments à des concentrations antinaturelles, afin de créer ou provoquer certains types de comportements et notamment la dépendance, c'est ce que suggère en filigrane le film documentaire *Size me.*

De nombreuses personnes travaillent activement et discrètement sur ces sujets et certains se font appeler « physiologistes du goût », dénomination faussement rassurante.

Les possibles soumissions à venir

S'il est possible, grâce aux médicaments, de freiner ou de stimuler la concentration cérébrale de différents neuromédiateurs afin d'agir contre l'agitation ou pour provoquer une docilité accrue dans le contexte de la psychiatrie, on sait que les neuromédiateurs, sous l'influence de l'alimentation, peuvent déjà être manipulés. Prenons un exemple, celui de la sérotonine. Un manque cérébral de ce neuromédiateur favorise les dépressions, or sa synthèse nécessite un élément appelé tryptophane, un acide aminé que l'organisme ne sait pas synthétiser et qui doit obligatoirement être apporté par la nourriture. Encore faut-il qu'il puisse être correctement absorbé par l'organisme ; or, de très nombreuses interactions entre les aliments et les additifs peuvent limiter ou favoriser son assimilation. L'aspartame, par exemple, n'a pas le même effet que le sucre sur son assimilation (voir chapitre 2). La vitamine B_1 est nécessaire à la synthèse de l'acétylcholine qui agit sur les troubles de l'humeur, la vitamine B_6 à la dopamine qui agit sur les comportements et la pensée. Si, actuellement, on cherche à optimiser les apports permettant l'amélioration de l'équilibre psychique, il y a là tout un champ possible de manipulation du cerveau qui n'en est qu'à ses débuts. Est-on si éloigné, sur le principe, des comportements de soumission provoqués par simple vaporisation de gaz (utilisé en cas de prise d'otages), ou par l'usage de différentes drogues générant une amnésie partielle des événements employées par exemple par des personnes malintentionnées qui les font absorber à l'insu de leurs victimes, le plus souvent dans des boissons alcoolisées (la « drogue du violeur ») ? Tout le monde a aussi en mémoire l'histoire des « sérums de vérité » utilisés avec efficacité pour rendre les suspects bavards et détruire leur personnalité, par exemple par les services de renseignement américains lors de la Seconde Guerre mondiale. Historiquement, la voie alimentaire a, quant à elle, largement servi pour tuer. De multiples poisons permettaient à des individus peu scrupuleux de se débarrasser de leurs ennemis à moindres frais ; de nombreuses morts mystérieuses sur le plan historique ne le sont pas réellement. À l'inverse, certains dirigeants, se méfiant pour eux-mêmes des procédés qu'ils utilisaient pour les autres, avaient des goûteurs. Ils existent toujours, et celui de Saddam Hussein a donné un témoignage fort intéressant dans la presse. La CIA elle-même a cherché à se débarrasser de Fidel Castro en tentant de l'empoisonner par le biais de son alimentation comme le révèlent les archives récemment ouvertes au public. Si l'alimentation était autrefois utilisée pour tuer, à l'insu de la victime, elle pourrait servir aujourd'hui à poursuivre d'autres objectifs, et de façon massive.

Les possibilités de manipulations comportementales par le biais de procédés chimiques sont impressionnantes. Ernst Fehr de l'université de Zurich a montré qu'une substance, l'ocytocine, vaporisée dans le nez de volontaires les rendait plus « généreux » lorsqu'ils jouaient à des jeux de société comme le Monopoly. Ainsi, comme le constate un médecin, anesthésiste réanimateur, « les apports de la biologie moléculaire et des neurosciences offrent des possibilités inouïes de soumission chimique ». Il est donc très facile de modifier les comportements par la simple adjonction de produits chimiques dont la manipulation est de plus en plus aisée. Il remarque aussi que l'élargissement excessif des indications des nouvelles molécules (issues de l'industrie pharmaceutique) « tend à normaliser les comportements humains ».

Modifier des comportements alimentaires par le biais de produits chimiques influençant le cerveau ne relève plus de la science-fiction, et l'aliment devient un vecteur de choix. On peut craindre l'emploi de substances non interdites, donc utilisables en toute légalité comme pour le dopage. S'il existe une liste de produits interdits, elle ne concerne pas certains produits non réglementés et qui sont donc « légaux », tout comme il est de notoriété que des sportifs usaient, grâce à l'aide de leurs coachs, dont certains sont peu scrupuleux, des produits vétérinaires. Initialement, la loi condamnait, dans le dopage, l'emploi intentionnel de toute substance permettant d'améliorer la performance, mais la loi s'est modifiée au profit d'une approche administrative toujours en retard face aux ingéniosités perverses.

Les pouvoirs publics maîtrisent mal les conséquences de l'ajout des multiples additifs, seront-ils alors capables de mieux contrôler l'apparition de produits psychoactifs ? Les règlements s'élaborent à partir de banques de données incomplètes (trop grande multiplicité de produits chimiques). De plus, les produits peuvent être transformés, manipulés avec ajouts de différentes substances, ce qui rend leur détection encore plus aléatoire. Comme le cahier des charges nécessaire lors de la commercialisation de nouvelles substances s'avère partiel, ajouter des produits créant des dépendances dans la production alimentaire est extrêmement simple et pas toujours détectable.

Les différentes étapes, des dérives

Première étape : on a conditionné les populations en les familiarisant avec l'ajout de diverses substances dans l'alimentation, paraissant anodines ou bonnes pour la santé, en remplaçant le sucre par des édulcorants, en ajoutant des probiotiques, des vitamines, des minéraux, des phytostérols. C'est le concept d'« alicaments », aliments définis comme pouvant améliorer la santé, qui se met alors en place.

Deuxième étape : les dérives commencent, par exemple, avec les aliments transformés à visée cosmétique, présentés comme bénéfiques pour la peau, s'appuyant sur des « études » à la méthodologie suspecte (voir chapitre 26).

Mais des substances ne sont-elles pas déjà incluses provoquant des dépendances physiques vis-à-vis de produits précis ? Il est curieux de constater la quasi-addiction de certains consommateurs de sodas à leur boisson ou à certaines denrées, de l'aveu même de ces usagers réguliers. N'est-on pas déjà dans la même problématique que les produits dopants ? Tout ce qui n'est pas interdit ou réglementé est-il autorisé ? Comment contrôler toutes les substances existantes ?

Troisième étape : des produits agissant plus directement sur les comportements peuvent être introduits dans certains aliments. La réglementation est laxiste, rappelez-vous que l'usage des arômes n'a pas le cadre réglementaire des additifs (qui est lui-même à revoir sérieusement). S'il est si simple de vaporiser des arômes dans les mets, ne présentera-t-on pas bientôt comme un avantage le fait d'utiliser des produits pour réduire le stress, l'anxiété et, au final, assurer la docilité comportementale ? Comme il est possible par la chimie de créer des comportements de confiance qui n'existeraient pas spontanément, on imagine aisément l'utilisation qui pourrait en être faite par le biais de l'alimentation, notamment par des dirigeants peu scrupuleux de différents pays afin d'asseoir leur autorité.

La réalité dépassant souvent la fiction, les pouvoirs publics ont le devoir urgent de prévenir les possibles dérives qui, si elles se généralisaient, provoqueraient une soumission comportementale de bien mauvais augure.

Probablement un peu désabusé, Jacques Attali affirmait dans un entretien récent au *Monde des religions* que « la vie peut avoir intérêt à détruire une espèce, l'espèce humaine par exemple ».

5

Les emballages plastiques
Des problèmes non résolus

L'emballage en matière plastique pour envelopper les denrées alimentaires s'est considérablement développé depuis une trentaine d'années. Ce que beaucoup ignorent c'est leur nocivité potentielle car les plastiques utilisés ne sont pas inertes. Au contact des denrées alimentaires et des boissons, il existe des échanges entre le contenu et le contenant. Des éléments des plastiques migrent tout simplement dans les aliments et les conséquences pour la santé ne sont pas anodines, mais encore insuffisamment évaluées.

UN ÉTAT DES LIEUX PRÉOCCUPANT

Les différents types de matières plastiques

Les plastiques sont issus de la chimie de synthèse industrielle et sont formés de composés appelés polymères. Il existe une grande variété de matières plastiques, plus ou moins souples et résistantes. Des brevets protègent si bien leurs secrets de fabrication que leur composition exacte est souvent imparfaitement connue. Bien entendu, les différents plastiques font l'objet de tests de toxicologie avant d'être utilisés dans l'alimentation humaine, établis par des directives européennes qui ont été transposées en droit français (*Journal officiel* du 29 janvier 2003, p. 1771-1790, concernant « les matériaux et objets en matière plastique mis ou destinés à être mis en contact avec des denrées, produits et boissons alimentaires »). Si les risques sont limités, ils ne sont pas inexistants. Les autorités sont conscientes de la contamination chimique des aliments par les emballages, mais tout semble se passer comme s'il ne fallait pas trop s'étendre sur le sujet et le laisser à l'appréciation d'une poignée d'experts. Ceux-là mêmes reconnaissent les difficultés d'analyse, compte tenu de la grande variabilité physicochimique des plastiques utilisés et de la méconnaissance des mécanismes intimes des processus de transfert des éléments plastiques dans les aliments.

On peut dès lors considérer que les conséquences pour la santé humaine ne peuvent être que sous-évaluées.

Liste partielle des migrants volatils potentiels des principales matières plastiques[1]

Matière plastique	Monomères et migrants volatiles potentiels
PEBD	Butène, hexène, octène, propionate de dodécyle, 2,4-diterbutylphénol
PEHD	Tétradécène
PP	2-méthylpropane-1-ol, 2,4-diméthylpentane-1-ol 2-4-diterbutylphénol, décanal, 1,3-diterbylbenzène

1. Manfred et Nicole Moll, *Précis des risques alimentaires*, Paris, Tec et Doc, 2000.

PVC	Chlorure de vinyle, styrène, éthylbenzène
PET	Phtalate de 2-hydroxyéthylène, acétaldéhyde
Vernis sur métaux	Bisphénol A, éther diglycidique du bisphénol F et bisphénol A

Les tests toxicologiques concernant les emballages sont réalisés suivant un protocole de norme Afnor de l'Association française de normalisation pour pouvoir être commercialisés. Ils portent sur :

– la mutagenèse : mutation génétique sur bactérie, aberrations chromosomiques (cellules de mammifères), mutation génétique sur cellule de mammifères ;
– l'étude de bio-accumulation, de toxicité à 90 jours ;
– l'étude sur la reproduction ;
– l'étude de tératogenèse ;
– l'étude à long terme (2 ans) sur la cancérogenèse ;
– l'étude de l'absorption, la distribution, le métabolisme et l'excrétion.

Ces tests ont leur pertinence scientifique, mais ils sont limités dans le temps et la détection des contaminants dangereux n'est pas nécessairement toujours mise en évidence. Des tests de simulation sont parfois proposés, mais ils sont difficiles à mettre en œuvre et à interpréter.

Sans aller dans une description poussée des matières plastiques et des conséquences de leur utilisation, il faut souligner que le principe de précaution est, une fois de plus, insuffisamment appliqué, alors même que la contamination des denrées alimentaires par les matières plastiques est clairement non pas suspectée mais admise. Aussi, compte tenu de l'état actuel de la réglementation, c'est à vous de prendre des mesures individuelles pour vous protéger.

La migration du contenant vers le contenu

• Les paramètres à prendre en compte

De nombreux paramètres vont influencer la présence d'éléments des emballages plastiques dans les denrées alimentaires et les boissons, comme le temps de contact des aliments, l'épaisseur du plastique, la température.

– Le temps de contact avec l'aliment ; plus celui-ci est long, plus les risques de migration des éléments des plastiques s'élèvent.

– L'épaisseur de l'emballage influe également ; plus il est épais, plus le risque de migration croît.

– La température joue un rôle ; son élévation favorise la solubilisation des composés plastiques dans les aliments.

– La nature des denrées alimentaires a également son importance ; les corps gras, huiles et autres matières grasses sont ceux qui provoquent le plus de migrations.

• Des molécules pas très recommandables

Des molécules ont été autorisées mais inquiètent à juste titre ; ce sont, par exemple, les phtalates qui sont des assouplissants des matières plastiques alimentaires. En ce qui concerne le bisphénol A diglycidyl éther (BADGE), il s'agit d'une substance entrant dans la composition du vernis appliqué à l'intérieur des boîtes de conserve et qui, lui, pourrait être prochainement interdit ; en tout cas il est sous surveillance. Quant aux colles et encres utilisées pour les emballages, elles non plus ne sont pas sans effet.

On trouve aussi des composés surprenants dans le plastique, comme des xénœstrogènes, qui miment tout simplement les œstrogènes féminins... et sont des perturbateurs endocriniens puisque ces composés vont se fixer sur certains récepteurs des cellules et entraîner des modifications des sécrétions hormonales. Ils ont une action antiphysiologique et perturbent la biologie humaine, ce qui n'est évidemment pas sans conséquence. Ici aussi tout dépend des doses et du temps de contact. Soulignons aussi l'absence d'évaluation des interactions entre les divers additifs alimentaires et les emballages plastiques qui enrobent les produits alimentaires. Lorsque plusieurs composés chimiques se rencontrent, ils ne peuvent qu'interagir pour beaucoup d'entre eux.

Si des risques ont été clairement identifiés avec, par exemple, des alliages (plomb/étain) de boîtes de conserve qui sont interdits de nos jours à cause de leur dangerosité, de très nombreuses autres molécules pour lesquelles on a des doutes devraient l'être également. Combien de temps faudra-t-il encore attendre avant que l'on « objective » leur nocivité ?

• De la théorie à la pratique

Les pouvoirs publics ont défini des dates limites de consommation (DLC), des dates limites d'utilisation optimale (DLUO) sur le plan microbiologique, organoleptique et physique ainsi que des doses journalières admissibles pour l'absorption de divers composés chimiques ajoutés aux aliments. Ceci est nécessaire mais reste malgré tout théorique, surtout en ce qui concerne les migrations des composés chimiques des emballages. Des expositions répétées à certains produits d'emballages plastiques, associés aux colles, aux encres, aux additifs et aux résidus de pesticides, pourraient se révéler particulièrement nocifs. Dans la pratique, il est difficile d'évaluer individuellement ce que chacun absorbe réellement. Malheureusement, l'ensemble des mesures concernant la protection des consommateurs est loin d'être actuellement satisfaisant concernant les emballages.

La protection de l'environnement

Que faire de tous ces emballages plastiques ? La question est cruciale. Prenons l'exemple des eaux minérales et de source, celles conditionnées dans des bouteilles en plastique. M. E. Arnold, aux États-Unis, s'est penché sur cette question et ses observations montrent l'ampleur de la situation et de la crise à venir si aucune mesure vigoureuse n'est prise à l'échelle planétaire.

Le devenir de toutes ces bouteilles est dramatique. Elles sont en partie incinérées dans les pays consommateurs ; or des émanations toxiques s'en dégagent à des degrés variables car, bien que les incinérateurs soient contrôlés, les filtres ne sont pas toujours aussi efficaces qu'on le pense. Une autre partie est exportée et incinérée ailleurs, à bon compte, dans les pays en voie de développement où les règles de gestion des déchets ne sont pas aussi sévères que dans les pays occidentaux. Les produits de dégradation sont plus importants et composés de diverses substances dont des métaux lourds polluant gravement toute la planète. Quant aux bouteilles plastiques stockées, leur biodégradation totale naturelle par bouteille prend mille ans !

Par ailleurs, les bouteilles en plastique (à base de polyéthylène) sont produites à partir du pétrole. Plus de 1,5 million de barils de pétrole par an sont dévolus à la seule fabrication des bouteilles en plastique aux États-Unis, ce qui fait que l'eau coûte à la collectivité par litre bien plus cher que celle du robinet ! Ce problème des eaux embouteillées peut être étendu à l'ensemble des emballages en plastique contenant les denrées alimentaires.

Comment limiter l'impact des emballages plastiques

Les solutions pratiques

– Éviter de consommer les denrées alimentaires ayant séjourné dans des emballages plastiques sur une longue durée.

Compte tenu du mode de vie actuel, il est impossible, dans l'immédiat, d'éliminer totalement l'achat de produits emballés dans des éléments plastiques et tous n'ont pas la même dangerosité ; mais comment le savoir ?

Il est possible dès à présent de prendre certaines précautions :

• Ne pas prendre de produit emballé en plastique lardé de mentions encrées supposées attirer pour stimuler l'acte d'achat. On considère que l'attractivité de l'emballage d'un produit compte autant que le produit lui-même dans l'achat. Ne tombez pas dans ce piège. Trop de plastique et d'encre peuvent être nocifs, rejetez-les, il s'agit ici d'une démarche de santé pour votre entourage et vous-même mais aussi citoyenne.

• Évitez les produits suremballés et les emballages plastiques trop épais, cela induit des risques supplémentaires pour votre santé et l'environnement.

• Les emballages plastiques – en attendant des solutions alternatives – ne devraient être réservés qu'aux produits ultra-frais, rapidement périssables. Leur durée de séjour dans les emballages étant réduite, cela limite *de facto* les risques. Réduire la fabrication de matières plastiques pour préserver l'environnement passe par votre action directe. Pourquoi, par exemple, ne pas élaborer vous-même vos propres yaourts à partir d'une yaourtière dont les pots en verre pourront être lavés et réutilisés presque à l'infini ?

• Préférez l'eau du robinet aux eaux embouteillées en plastique. Veillez néanmoins à bien vérifier que vos canalisations ne sont pas en plomb, ce qui est encore le cas de nombreux appartements anciens. Un contrôle de l'eau et de son degré de plomb est alors nécessaire en attendant que les canalisations soient toutes mises en conformité. Le goût parfois insatisfaisant de l'eau du robinet ne doit pas être un frein à sa consommation. Aromatisez-la vous-même après l'avoir laissé reposer quelques heures avec un simple jus de citron, ou d'autres agrumes.

– Limitez la consommation de denrées alimentaires en boîtes de conserve.

Si certains vernis intérieurs (BADGE) des boîtes de conserve sont sous surveillance, il est inutile pour vous de prendre des risques inconsidérés. Préférez les conserves en verre, les interactions avec les aliments y étant moindre, mais la nature des couvercles (étanchéité) peuvent poser encore problème.

– Militez pour de nouvelles formes d'emballage.

Les solutions existent ; il est techniquement tout à fait possible de fabriquer des emballages à partir de matières végétales (fibres végétales, amidon) qui sont biodégradables et respectueuses de l'environnement. Elles ont certes l'inconvénient d'être moins étanches et de ne pas avoir les mêmes propriétés mécaniques que le plastique, mais quels réels progrès pour la santé et l'environnement si de tels emballages se généralisaient ! Quatorze millions de tonnes de plastique sont produites en Europe chaque année et seule la pression des citoyens permettra que les industriels s'orientent vers des matériaux respectueux de l'environnement.

Les emballages entourant les produits alimentaires sont loin d'être tous sans danger pour la santé et la planète. Il est indispensable de généraliser les alternatives au « tout-plastique » qui, lui, coûte très cher, et d'avoir un autre mode comptable qui inclurait la santé et les conséquences de la pollution pour la planète dans le choix des matériaux.

6

Les polluants
Un état des lieux peu rassurant

Les polluants, surtout les polluants organiques persistants appelés aussi « POP », posent de réels problèmes pour la santé à l'échelle planétaire. Quel que soit leur lieu d'émission, ils migrent dans l'atmosphère, se déposent partout et atterrissent fatalement dans nos assiettes. Évidemment, plus on est proche du lieu d'émission, plus les risques sont importants, en témoigne le cas de la dioxine lorsque les filtres des incinérateurs sont défectueux. En France, on considère actuellement que tous les incinérateurs sont aux normes, ce qui, selon l'Institut de veille sanitaire et l'AFSSA, explique les résultats d'une étude rendue publique récemment démontrant qu'il n'y avait « pas de différence en moyenne d'imprégnation par les dioxines entre les riverains d'incinérateurs et les témoins [le reste de la population] ». Dont acte, mais la vigilance doit rester de mise et force est de constater que c'est souvent sous la pression d'associations locales que les alertes sont données.

Les différents polluants de la chaîne alimentaire

Les dioxines et les hydrocarbures aromatiques polycycliques

L'exposition aux dioxines entraîne des effets cancérigènes significatifs (lymphome, sarcome), des troubles de l'immunité, du système nerveux, du métabolisme hépatique et des fonctions de reproduction. Mais, parallèlement, il y a depuis vingt ans en Europe une diminution d'un facteur 4 de cette exposition alimentaire grâce aux différentes mesures prises, notamment vis-à-vis des incinérateurs.

Les dioxines sont émises à partir d'usines, d'incinérateurs, et polluent gravement la planète. Si des normes d'émission sont édictées et assez bien respectées dans certains pays comme la France, cela est moins vrai dans d'autres pays, moins scrupuleux de l'environnement, ou dans les pays en voie de développement pour qui les aspects sociaux et la lutte contre la pauvreté sont des priorités bien plus importantes. Les deux aspects, sociaux et environnementaux, devraient cependant être considérés ensemble. Par ailleurs, les pays industrialisés cherchent à se débarrasser à bon compte du traitement de leurs propres déchets en les exportant dans des zones où la réglementation est plus laxiste.

Les dioxines apparaissent aussi – il existe plusieurs types de molécules – lors de la combustion de feu de forêt, de cheminée, de simple barbecue, mais ce sont les émissions industrielles et celles des incinérateurs qui posent le plus de problèmes dans le monde. Parmi les autres produits issus de la combustion, figurent les hydrocarbures aromatiques polycycliques (HAP) dont 32 %

proviennent du transport routier et qui polluent aussi dangereusement la planète.

La présence des polluants dans la chaîne alimentaire prend plusieurs voies. En ce qui concerne les dioxines, elles vont se loger préférentiellement dans le gras des animaux appelé tissu graisseux ou adipeux et y restent longtemps. Ainsi, lorsque des pâturages sont contaminés par les retombées atmosphériques, on les retrouve dans les viandes les plus grasses, en partie dans le lait des vaches et des brebis qui ont brouté l'herbe ; l'homme en est ensuite imprégné. Il y a d'autres sources alimentaires de contamination par les dioxines : ainsi, les poissons des mers polluées, comme les harengs de la Baltique, les emmagasinent eux aussi et les transmettent aux hommes.

Le taux acceptable pour la santé de dioxine ingérée par personne est évalué par jour à 1 pg (picogramme)/kg de poids corporel, l'exposition en France se situant autour d'une valeur proche. Mais il existe des groupes de populations pouvant absorber des quantités beaucoup plus importantes, notamment les enfants, ce qui ne cesse d'inquiéter les médecins.

Les pesticides et autres produits phytosanitaires

Depuis plusieurs années déjà, l'emploi abusif des pesticides est dénoncé, notamment en France qui est un des pays au monde qui en utilise le plus. Les pesticides sont tous les produits employés pour la lutte contre les insectes (insecticides), les mauvaises herbes (herbicides), les micro-champignons (fongicides). Ils entrent dans la catégorie des produits appelés phytosanitaires qui comprend aussi les engrais. La France est le troisième utilisateur mondial de produits phytosanitaires d'origine industrielle, environ 75 000 tonnes de produits sont annuellement déversées dans les cultures. Ils permettent d'améliorer les rendements agricoles, mais au prix d'une pollution mal maîtrisée. L'agriculture biologique en utilise aussi mais à base de plantes comme l'ortie... et par d'autres procédés naturels : les coccinelles... ; leur efficacité est moindre, les rendements diminués mais l'environnement est préservé. Il est, notez-le, à peine croyable que des mécanismes financiers compensateurs ne soient pas attribués à ceux qui polluent le moins et qu'en quelque sorte, il y ait une prime aux pollueurs.

Ceux qui font usage de produits phytosanitaires de synthèse en utilisent de plusieurs types sur une même culture. Or, non seulement leurs effets sur l'organisme et sur le long terme sont insuffisamment connus mais, en plus, lorsqu'ils sont associés entre eux, leurs impacts n'ont pas été évalués et les inquiétudes sont considérables. Certains ont des effets mutagènes identifiés favorisant l'émergence de cancers, d'autres provoquent des troubles cutanés, neurologiques (maladie de Parkinson) ou des troubles métaboliques (stérilité). L'importance des troubles ou maladies engendrés par divers produits phytosanitaires dépend du degré d'exposition à ces produits, ce qui n'est pas toujours facile à évaluer. Notons que les agriculteurs qui suivent les instructions qui leur sont données quant à l'utilisation de ces produits sont souvent les premières victimes ; ils sont en contact direct avec ces produits lors de l'épandage dans les cultures, ce qui leur fait prendre des risques considérables, et ils n'en connaissent pas toute la dangerosité ! On observe dans cette population une augmentation du nombre de certains cancers comme les leucémies (cancer du sang). Des mesures sont en cours, mais la France a pris du retard dans ce domaine par rapport à d'autres pays européens, comme l'Allemagne. Il aurait fallu interdire plus tôt de nombreux produits, avec évidemment des compensations négociées pour les agriculteurs dont les rendements ne peuvent que baisser. Parallèlement, il est indispensable qu'il y ait une harmonisation européenne et mondiale sur les mesures à prendre, car il serait injuste que des produits interdits en France ne le soient pas dans d'autres pays qui exportent ensuite leur production en France, comme c'est le cas actuellement.

Sur le plan de la pollution, les pesticides organophosphorés sont particulièrement dangereux. Bien qu'interdits en France depuis 1985, ils sont toujours présents dans les sols ; ils sont dits rémanents, c'est-à-dire à durée de vie fort longue. Suivis par l'Institut français de l'environnement, ils inquiètent les autorités car continuent à être potentiellement dangereux pour la santé.

Des résidus de produits phytosanitaires sont présents dans la chaîne alimentaire, et concernant les fruits et légumes, selon la Commission européenne, le taux de pesticides dépassant les doses légales admises varie de 9 à 6 %. Dans environ 40 % des fruits et légumes, on trouve aussi des résidus de produits phytosanitaires, mais à des doses « légales » car considérées comme tolérables pour la santé. Autrement dit, seuls 50 % environ des fruits et légumes que nous consommons sont exempts de tous ces produits chimiques. Les produits biologiques par définition n'en contiennent pas, sauf lorsqu'ils ont eux-mêmes été contaminés par des produits phytosanitaires issus des cultures voisines ou lors de transport et de conditionnement utilisés indifféremment pour les produits bio et non bio.

Heureusement, la conscience émergente de la situation et de ses risques pour la santé a entraîné un certain nombre de recherches et les produits phytosanitaires utilisés dans l'agriculture traditionnelle ont tendance à connaître une durée de vie plus courte. Des actions des pouvoirs publics sont menées pour favoriser une utilisation plus « raisonnée » de tous ces produits, mais ces mesures sont encore largement insuffisantes, permettant toujours l'utilisation de produits pourtant identifiés comme dangereux.

Comment en est-on arrivé là ? Il y a d'abord eu la course au productivisme et aux rendements après la Seconde Guerre mondiale. On a alors imparfaitement évalué les risques sur l'environnement, les organismes scientifiques référents ne s'en souciaient pas, et ils n'ont pas eu la clairvoyance d'anticiper les conséquences. Par ailleurs, ils ont été soumis à un intense lobbying de la puissante industrie phytosanitaire, dont le seul objectif était, et est toujours, de vendre plus ou plus cher pour augmenter les profits des actionnaires. Leur logique est loin de celle de la protection de la santé des citoyens contre les abus chimiques. La prise de conscience des pouvoirs publics est récente, les conflits d'intérêts nombreux et les réflexions des agronomes portent insuffisamment sur de nouveaux modèles de production, mais plus sur les produits pour remplacer ceux incriminés.

Mardi 22 mai 2007, qu'apprend-on ? Que l'herbicide le plus utilisé au monde pour tuer les mauvaises herbes, notamment dans les jardins, a un effet toxique par l'intermédiaire de son composant actif, le glyphosate, qui se manifesterait à des doses bien inférieures à celles recommandées par le fabricant. L'équipe dirigée par le Pr Séralini (université de Caen) a montré en laboratoire que, dans un milieu de culture contenant 0,3 % de cet herbicide, cela provoque la mort de 50 % des cellules. En outre, les perturbations hormonales qu'il entraîne pourraient expliquer en partie des fausses couches, des naissances prématurées et des malformations sexuelles observées chez les nourrissons. À cela s'ajoute le fait que le produit en lui-même est plus toxique que la molécule active car les composants ajoutés permettent sa meilleure assimilation au niveau des cellules. Autrement dit, un produit hautement toxique provoque, même pour de courtes expositions, des effets délétères multiples et ce à des doses inférieures à celles officiellement annoncées.

Qu'en est-il des autres produits chimiques utilisés de façon courante ? Les programmes d'évaluations scientifiques s'avèrent donc insuffisants.

Les nitrates et les nitrites

L'augmentation importante de la concentration en nitrate dans les eaux fluviales n'est pas due qu'aux engrais et à l'abus de leur emploi mais aussi aux élevages intensifs d'animaux, notamment de porcs qui induisent la formation des lisiers. L'ammoniaque provenant de ces déchets est transformé en nitrites et en nitrates par des bactéries. Leur excès de production lié au mode d'élevage intensif ne peut être absorbé par les végétaux ; dès lors, ils se retrouvent dans les eaux fluviales. Le problème majeur de l'absorption par l'homme des nitrates et nitrites est leur transformation en nitrosamines dans le corps. Ce composé peut être toxique en fonction des doses absorbées et favoriser l'apparition de cancer.

À des doses faibles, 1µg (1 microgramme par kilo), les nitrosamines modifient l'ADN des cellules ; on parle d'effets mutagènes et cancérogènes qui apparaissent si l'exposition se prolonge. Par ailleurs, ils sont aussi incriminés dans la baisse de production des hormones sexuelles, c'est-à-dire dans l'augmentation des infertilités. Il faut impérativement limiter l'absorption des nitrates et nitrites, et l'Organisation mondiale de la santé a fixé la concentration maximale admissible pour les nitrates à 50 mg par litre. La France a adopté des normes plus strictes : 10 mg/l pour les eaux embouteillées mais, parallèlement, elle est en infraction vis-à-vis de la Communauté européenne puisque onze rivières en Bretagne ont encore des concentrations en nitrates excédant 50 mg/l ; la Commission vient de menacer d'amende la France.

Il faut être particulièrement vigilant pour les eaux des nourrissons chez qui il existe un risque supplémentaire de défaut d'oxygénation du corps lié à une modification, à des doses faibles, de l'action de l'hémoglobine contenue dans les globules rouges du sang.

Les nitrites servaient autrefois et servent encore à éviter le botulisme (*clostridium botulinum*) et les infections par des staphylocoques toxiques (*staphylococcus aureus*) ; c'est pourquoi on les trouve toujours comme additifs dans des denrées telles que les charcuteries. Il s'agit du E 249 et E 250 pour les nitrites, et du E 251 et E 252 pour les nitrates. Ces produits ont également une action sur la couleur, les charcuteries sont, grâce à eux, rose-rouge au lieu de marron-gris et leur goût en est amélioré. Les doses tolérées sont bien sûr considérées comme non toxiques, mais a-t-on pris en considération des sous-groupes de populations qui peuvent en consommer de fortes quantités ?

Les métaux lourds

Les métaux lourds comme le cadmium, le mercure et le plomb se retrouvent également dans les eaux, provenant en grande partie des boues des stations d'épuration qui sont répandues comme fertilisants dans les cultures. En France, 400 000 tonnes sont annuellement déversées dans les champs (selon l'IFEN) et polluent ; ils proviennent aussi des retombées atmosphériques des industries. La pollution touche les nappes phréatiques souterraines, or les eaux les plus souterraines se renouvelant peu, des pollutions persistantes vont s'étaler sur plusieurs décennies.

Les métaux lourds ont eux aussi des effets délétères sur l'organisme en fonction des doses absorbées. L'exposition au plomb ne se fait d'ailleurs pas qu'avec les boues d'épandages et les déchets industriels, mais aussi par les canalisations d'eau anciennes (le plomb n'est interdit que depuis 1995 dans les canalisations), les vieilles peintures (de plus en plus rares), mais aussi le plomb de chasse puisque 250 millions de cartouches sont tirées chaque année en France, ce qui répand 8 000 tonnes de plomb dans la nature ! Heureusement, depuis 2005, certains types de cartouches en fonction des zones de chasse ne sont plus tolérés.

La pollution par les métaux lourds dans les sols est plus facile à maîtriser que celle issue de l'atmosphère, encore faut-il qu'il y ait une vraie détermination politique à prendre en charge ce dossier.

Les mycotoxines

Les polluants ne sont pas tous d'origine industrielle. Il y a aussi les toxines issues de moisissures, appelées mycotoxines, qui se développent essentiellement sur les produits mal conservés, suite à des stockages défectueux. Il est néanmoins impossible d'empêcher complètement le développement de ces moisissures, même sur des stockages bien menés. Malgré l'amélioration apportée aux techniques de production et de stockage, en l'état actuel, les connaissances techniques restent insuffisantes pour éliminer tout risque. Aucune filière d'exploitation n'est épargnée et notamment pas la filière bio qui, par essence, n'utilise pas de produits chimiques pour la conservation des produits alimentaires. Ces moisissures sécrètent des substances qui peuvent être, en fonction des doses, toxiques pour le foie ou les reins mais aussi pour le cerveau. Dans certains cas, comme pour l'aflatoxine, issue de moisissures se développant notamment sur l'arachide, les études montrent que les doses limites d'exposition sont dépassées dans de nombreux pays.

Les OGM et les risques de pollution génétique

Les organismes génétiquement modifiés sont évoqués ici car les risques de pollution existent. Cette pollution est nouvelle car d'ordre génétique, et bien particulière car irréversible avec des effets à long terme inconnus. La dangerosité principale des OGM vient de cet aspect-là ; si tous les OGM ne sont pas à considérer de la même manière (par exemple, des bactéries modifiées génétiquement peuvent être utiles à la production de médicaments), pour nombre d'OGM végétaux, leurs effets sur la santé sur le moyen et le long terme restent inconnus. Les défenseurs des OGM – en dehors des grands groupes industriels dont le but est de contrôler financièrement la production agricole – expliquent que l'évolution de l'humanité s'est faite par des techniques agronomiques utilisant les sélections d'animaux, de plantes, et que les OGM ne font qu'accélérer un processus naturel. Cette façon d'appréhender l'intérêt des OGM suscite deux remarques majeures. La première est que, si on contrôle de mieux en mieux les techniques de laboratoire, les risques d'erreurs de manipulation existent et ne sauraient être occultés, sans parler de celles qui pourraient être utilisées à des fins malveillantes. La deuxième est qu'il existe un risque potentiel et réel de dissémination, de croisement avec les espèces végétales sauvages, et de déséquilibre de la flore et ce, sans possibilité de retour en arrière. Or l'interaction de tous les éléments de la flore entre eux, et avec les insectes, n'est toujours pas parfaitement connue. Des équilibres subtils nous échappent et peuvent être alors rompus avec de graves conséquences. Déjà, les usages excessifs d'insecticides provoquent petit à petit la destruction de très nombreux insectes, dont les abeilles ; or celles-ci sont indispensables à la pollinisation des plantes, donc à la survie des espèces végétales et, en filigrane, des hommes.

En ce qui concerne le monde animal, qu'adviendra-t-il, pour donner un exemple, des saumons d'élevage OGM qui s'échapperont des fermes aquacoles et perturberont le milieu des saumons sauvages ? Les promoteurs de ces saumons OGM qui grandissent plus vite, deviennent plus gros et sont plus rentables, proposent tout simplement de les stériliser pour éviter les risques de croisement et de déséquilibre de la faune sauvage ! Que fera-t-on si on en oublie quelques-uns et si les filets des bassins aquacoles se déchirent ?

Nombreux sont ceux qui demandent en France qu'un véritable moratoire soit mis en place avant toute possible utilisation des OGM. Mais cela va à l'encontre des directives européennes qui s'appuient sur des données « scientifiques ». Cependant, il ne vous aura pas échappé que, concernant les OGM, les scientifiques s'affrontent et présentent des avis radicalement différents, signe d'un niveau de connaissance insuffisant sur le sujet.

Les OGM représentent également des enjeux financiers colossaux et avant de pouvoir démontrer leur nocivité par des études épidémiologiques, il faudra un temps infini.

> Attention, la grande offensive à venir des lobbies pro-OGM est de les présenter comme des produits « bio » (limitant l'usage des pesticides) et de leur donner une image positive par le biais des futurs biocarburants. Monsanto et BASF viennent d'annoncer (21 mars 2007) un accord de 1,5 milliard de dollars pour produire des plantes OGM utilisables comme biocarburant.

Les résidus de médicaments

Il ne faut pas sous-estimer l'impact des résidus de médicaments sur la santé des individus. Les aliments d'origine animale peuvent contenir des traces de médicaments, et notamment d'antibiotiques. En théorie, il doit exister un temps de latence entre la prise d'un antibiotique par un animal et son abattage. Or, cette règle n'est pas toujours respectée. Les conséquences atteignent d'une part les personnes allergiques à un antibiotique donné puisqu'elles risquent de déclencher une réaction à l'ingestion de l'aliment concerné, d'autre part il existe une possibilité de sélection de germe ou, pour simplifier, de résistance aux bactéries. Les antibiotiques sont prescrits dans deux situations chez les animaux : l'une, légitime, en cas de maladie ou d'infection, mais l'autre comme activateurs de croissance. La prise d'antibiotiques permet, en effet, la destruction d'un certain nombre de bactéries des intestins de l'animal, bactéries utiles notamment pour renforcer leur immunité, mais qui utilisent les nutriments à leur propre fin. En les détruisant, l'animal disposant de plus de nutriments pour lui-même croît plus vite. On appelle ces antibiotiques des « activateurs de croissance ». Des pays comme la Suède et le Danemark ont interdit de telles pratiques. Le simple bon sens aurait voulu qu'une telle mesure soit généralisée en Europe depuis longtemps ; là encore, face à une mesure aussi simple à prendre, on ne peut que suspecter des dépendances à l'égard des lobbys puissants, les fabricants d'antibiotiques.

Mais il n'y a pas que les antibiotiques donnés aux animaux. D'autres médicaments pris par les hommes ont une influence, notamment ceux de nature hormonale. Ainsi, une étude anglaise a montré que les résidus d'hormones liés à la prise de pilule par les femmes et aux traitements au moment de la ménopause finissaient par se retrouver dans les cours d'eau – par l'intermédiaire des urines –, ce qui avait un impact sur les poissons, le sexe des alevins pouvant changer en fonction des taux d'hormones présents dans les rivières et les fleuves ; ainsi, des alevins devant devenir mâles se retrouvaient femelles... Aux États-Unis, la consommation des viandes de bovins bourrés d'hormones commence également à avoir des effets identifiés.

Les pollutions microbiennes

La pollution des aliments par les microbes – micro-organisme – comme les bactéries de type salmonelles, *listeria*, etc., nécessite une vigilance de tous les moments, et on ne peut que constater les progrès considérables qui ont été réalisés dans ce domaine. On ne meurt plus de typhoïde qu'exceptionnellement en France, ce qui n'était pas le cas il y a encore trente ou quarante ans. Dans ce sens, il est évident que l'on mange plus sainement aujourd'hui sur le plan des microbes, quoique le risque zéro n'existe pas et ne pourra jamais exister. Les bactéries, même si on arrive à les contrôler, mutent comme les virus, ce qui rend la lutte contre les microbes toujours d'actualité.

De nouvelles formes d'agents infectants peuvent aussi se présenter de façon imprévue. Le prion, à l'origine de la maladie de la vache folle, en est un des exemples les plus frappants, et ce n'est pas le dernier des nouveaux micro-organismes pouvant apparaître sans que l'on puisse le prévoir.

COMMENT LIMITER LA PRÉSENCE DE POLLUANTS DANS L'ASSIETTE : LES SOLUTIONS PRATIQUES

Des raisons d'espérer : une prise de conscience salutaire

Dans les facteurs positifs, notons la prise de conscience des agronomes de France et de ceux de nombreux autres pays de la réalité d'un problème qu'ils ont pendant trop longtemps nié, tout focalisés qu'ils étaient à aider à accroître les rendements agricoles. Ils acceptent de parler de « micropolluants », c'est déjà un progrès ; leurs effets sur la santé ne sont pourtant pas micro ! Les agriculteurs, eux, suivaient les consignes édictées, tombant petit à petit dans le piège de la dépendance à des produits industriels et à des grands groupes dont la seule finalité est le profit. Par la manipulation des divers composés chimiques, ils en sont également les premières victimes en terme de santé.

Cette prise de conscience commence à s'étendre à un grand nombre de citoyens qui souhaitent une agriculture respectueuse de l'environnement. L'émergence d'une politique internationale de protection de l'environnement sera salutaire si elle ne se dilue pas dans une simple phraséologie sans suite. La volonté de parvenir à de réels changements n'est pas encore affichée par tous, tant la hiérarchie des priorités est variable. Celles d'ordre économique et social sont majeures pour beaucoup ; pourtant la survie de l'espèce humaine en bonne santé l'est encore plus... Le protocole REACH en Europe est une amorce d'action, encore faut-il que celui-ci ne soit pas retardé ni contourné par divers biais. Rappelons ce fait à peine croyable : sur 23 millions de substances chimiques répertoriées, seul environ un millier sont analysées et testées par an. Le protocole REACH prévoit d'obliger les industriels à prouver l'innocuité des molécules qu'ils souhaitent utiliser. Jusqu'à présent, c'était l'inverse ; une fois sur le marché, après avoir respecté un cahier des charges, il fallait prouver leur dangerosité pour les interdire. Mais qui finançait ce type d'études ? L'alerte était donnée après qu'un nombre significatif de problèmes de santé avaient été répertoriés puis identifiés comme venant d'une substance précise, l'échelle du temps devenait la décennie !

Les industriels risquent de tout faire pour édulcorer le protocole afin que celui-ci ne nuise pas trop à leur profit. La stratégie actuelle de leur part est celle de la lenteur, chaque jour gagné maintenant les profits.

Seule la prise de conscience et l'action collective permettront aux pouvoirs publics d'accélérer le processus et d'améliorer la santé de tous. La bataille de l'hygiène alimentaire a déjà permis d'éradiquer bien des bactéries (typhoïde), celle du tout-chimique pourra être vaincue à condition de s'en donner les moyens rapidement.

Sur le plan individuel, voici quelques recommandations :

– Inquiétez-vous de savoir ce que vous buvez : l'analyse des eaux de boisson

Sur les étiquettes, doit être mentionné le taux de nitrate des eaux embouteillées. Choisissez celles qui en ont le moins, c'est-à-dire inférieur à 10 mg/l et le plus proche possible de 0.

Pour l'eau du robinet, des contrôles sont régulièrement réalisés par les mairies et les résultats de l'analyse des prélèvements sont affichés. Si le taux est élevé, évitez d'en boire et d'en arroser les légumes de votre jardin, n'utilisez que l'eau de pluie.

– Limiter la consommation des denrées alimentaires contenant des nitrites et nitrates sous forme d'additifs alimentaires, les E 249-E 250 / E 251-E 252

– Produits contenant du nitrate de sodium (E 251)
- charcuterie et produits de salaison
- viande en conserve

– Produits contenant du nitrite de sodium (E 250)
- viande et conserve
- produits de salaison non cuits séchés
- autres produits de salaison
- foie gras entier, bloc de foie gras
- bacon traité en salaison

Les doses admissibles de consommation des nitrites et nitrates ont été revues à la baisse par les pouvoirs publics pour la sécurité des consommateurs, mais il est impossible de faire une expertise comptable de ce qui est ingéré individuellement, d'autant que les concentrations ne sont pas affichées sur les étiquettes.

Ces nitrites et nitrates peuvent aussi se trouver dans bien d'autres produits transformés comme les poissons fumés, les produits lyophilisés : soupe, café, certains laits (présence indiquée sur l'étiquette)...

– Consommer des fruits et légumes de préférence bio

Ils apportent des vitamines, notamment C, du bêta-carotène et des polyphénols protégeant les cellules. Grâce à leurs fibres, ils augmentent la dilution des produits toxiques involontairement ingérés et accélèrent le transit intestinal, ce qui réduit leur nocivité. Tous les fruits et légumes ont cette action, mais les produits bio, avec une teneur réduite en polluants, sont recommandables.

Cependant, la consommation de bio n'est pas nécessairement utile pour tous les aliments. Elle l'est pour des fruits mangés tels quels avec leur fine peau comme les fraises, le raisin, mais l'est moins pour du melon ou de l'ananas dont on ne consomme pas l'écorce. Pour les légumes, les légumes racines comme les carottes, les radis, seraient à consommer bio car, en terre, ils peuvent s'imprégner de différents produits chimiques, alors que les petits pois et les haricots blancs sont relativement bien protégés dans leurs cosses des pulvérisations.

Privilégier le bio est une nécessité pour de nombreux produits, au-delà des fruits et légumes, et notamment pour les viandes, les œufs, le lait ; cela suppose d'accepter de consacrer un budget supplémentaire à l'alimentation.

L'agriculture biologique, avec une moindre utilisation de produits phytosanitaires et d'additifs alimentaires, séduit peu les agriculteurs. Ils la délaissent car les rendements sont moindres et certaines terres peu fertiles ont besoin d'engrais. Aussi, les nouvelles normes proposées au plan européen concernant le bio permettront à plus d'agriculteurs d'y adhérer. La réglementation est plus souple et il vaut mieux avoir une production accrue de bio – pas tout à fait bio au sens où nous l'entendons aujourd'hui en France – que de voir stagner son développement avec, à la porte, la formidable pression pour produire des cultures OGM (pression qui va encore augmenter avec le développement des biocarburants par de grands groupes internationaux qui refusent de mettre en cause les systèmes de consommation actuels).

Évidemment, la grande erreur est de ne pas avoir eu la clairvoyance de mettre en place des mécanismes financiers encourageant une agriculture respectueuse de l'environnement.

Éliminer la pollution de nos assiettes est de nos jours impossible ; la réduire, si. La dioxine, par exemple, lorsqu'elle est émise, n'a pas de frontière géographique et les produits bio peuvent être aussi contaminés. Néanmoins, il est possible d'agir individuellement en limitant la consommation d'aliments avec ajouts excessifs de produits chimiques comme les additifs, les arômes, et suremballés dans des matières plastiques. Il est aussi indispensable de créer moins de déchets, et cela devient de plus en plus urgent. Comment éliminer les 50 millions de tonnes annuelles de déchets ménagers des Français, les 50 millions de tonnes de déchets issus des municipalités et les 100 millions des industries ?

Les pouvoirs publics ont des devoirs vis-à-vis de la réglementation afin de limiter l'émission des divers polluants ; ils doivent aussi veiller à mieux contrôler les différentes étapes de la chaîne alimentaire, en commençant par le début, c'est-à-dire la nourriture animale. Ils ont aussi le devoir de donner plus de moyens à la recherche scientifique publique.

Deuxième partie

DÉJOUER LES PIÈGES DES ÉTIQUETTES

7

Informations nutritionnelles générales

Les Français lisent insuffisamment les étiquettes alimentaires, essentiellement parce qu'ils ont du mal à les décrypter et à faire la différence entre les informations nutritionnelles et celles qui ont trait à la publicité. L'étiquetage apparaît à beaucoup de Français comme incompréhensible ; parallèlement, 93 % d'entre eux pensent qu'ils ont besoin d'être mieux informés pour faire de meilleurs choix alimentaires.

Donnons ici les éléments indispensables à la compréhension d'une étiquette et les pièges à éviter.

Face aux multiples mentions, il faut savoir faire le tri entre celles qui sont réglementaires ou publicitaires et celles qui assurent une information nutritionnelle (non obligatoire en France) et de sécurité (obligatoire).

– Dénomination du produit

Elle correspond à la description de la denrée alimentaire et son poids est réglementairement indiqué (poids total et poids net égoutté).

– Liste des ingrédients

Les ingrédients sont inscrits par ordre pondéral décroissant (sauf ceux à l'état de trace en dehors des allergisants à déclaration obligatoire). Les additifs sont juste mentionnés par catégorie, ainsi que les arômes, sans que leur concentration soit indiquée.

– Les nutriments et micronutriments

Les nutriments sont les glucides ou sucres, les lipides ou graisses, les protides ou protéines. Les micronutriments sont les vitamines et les divers éléments minéraux.

Les glucides : ils appartiennent à la catégorie des « sucres »

• Les mentions informatives

Concernant les produits alimentaires solides, les informations portant sur les glucides sont actuellement incomplètes. Le simple terme « glucides », présent sur l'étiquette, notamment des aliments transformés, ne permet pas de faire la distinction entre les sucres naturellement présents et les produits avec sucre ajouté (saccharose le plus souvent mais aussi fructose ou glucose industriel) qui sont les plus problématiques. Par ailleurs, ne sont généralement pas distingués les sucres simples, comme ceux des fruits, des sucres complexes, comme l'amidon des féculents et céréales.

Si la présence d'amidon, qui est un glucide complexe (formé de nombreuses molécules), n'est pas obligatoirement indiquée, celle de gluten doit l'être, compte tenu de la contre-indication à sa consommation en cas de maladie cœliaque (troubles digestifs liés à une mauvaise absorption). Le gluten est présent dans le blé et ses dérivés ainsi que dans l'orge, le seigle et l'avoine. Il est absent du riz, du maïs, du sarrasin et du millet.

Pour les boissons, il en va différemment. Un morceau de sucre classique (n° 4) pèse 5 g ; 10 g de glucides pour 100 ml de boisson correspondent à 2 morceaux de sucre (le sucre ajouté est de plus en plus souvent du sirop de glucose ou de fructose issu par transformation industrielle de l'amidon de céréales comme celui du maïs ou du blé). Pour 1,5 l, cela fait 30 morceaux ! La prudence s'impose donc quant à la consommation des boissons sucrées. Il en est de même pour les eaux aromatisées et les thés glacés, qui apparaissent comme bien anodins alors qu'ils peuvent contenir des quantités considérables de sucre ajouté.

Que signifie le terme « index glycémique » (IG) cité dans différents magazines et journaux ? C'est la capacité qu'a un aliment d'élever le taux de sucre dans le sang (glycémie). Cela a un intérêt sur le plan scientifique, mais beaucoup moins sur le plan pratique puisqu'on ne peut pas déterminer l'index glycémique d'un repas qui comporte de multiples composants ; un produit à index glycémique élevé, s'il est consommé au cours d'un repas riche en fibres végétales, se comportera comme un aliment à index modéré. Néanmoins, ceux qui ont l'index le plus élevé ne doivent pas être consommés isolément et sont à limiter au cours des repas (voir tableau ci-après).

Index glycémique d'aliments courants par ordre décroissant

• Glucose • Miel • Soda • Barre chocolatée • Confiserie fantaisie • Pain blanc • Céréales raffinées sucrées (corn flakes) • Biscuits, pâtisseries, viennoiseries	**IG > 70**
• Riz blanc • « Sucre » ou saccharose • Fruits secs • Pommes de terre cuites dans la peau (en purée IG > 70) • Betteraves • Banane, ananas, pastèque, mangue, raisin • Betterave, choux de Bruxelles, céleri • Pâtes cuites • Pain complet ou pain au son • Riz complet • Semoule • Pain de seigle complet	**40 < IG < 70**

• Laitages	
• Carottes crues (cuites l'IG > 70)	
• Lentilles	
• Haricots secs	
• Pois chiches	**IG < 40**
• Fruits frais	
• Soja	
• Légumes verts frais	
• Champignons	

Par ailleurs, selon la texture et la cuisson, l'index glycémique d'un aliment se modifie. La notion de « sucre ajouté » à un produit ou une préparation est bien plus pertinente, mais attention aux nombreux pièges.

• Les allégations

L'indication « sans sucre ajouté » apparaît de plus en plus souvent sur de nombreux produits alimentaires et boissons. Cela ne signifie pas que le produit est non sucré car il peut l'être naturellement, mais seulement qu'il n'y a pas de sucre ajouté comme du saccharose. La présence d'édulcorant comme substitut du sucre est alors fréquente, ce qui est loin d'être la panacée.

Comme nous l'avons vu dans le chapitre sur les édulcorants, cette mention « sans sucre ajouté » est supposée assurer une valorisation marketing au produit ainsi perçu comme meilleur pour la santé.

• Pour les produits solides, le mot « glucide » renseigne imparfaitement sur la nature de ceux-ci.

• Pour les boissons, toujours lire sur l'étiquette le taux de « glucide ».

1 sucre n° 4 = 5 g

10 g de glucides pour 100 ml équivalent à 2 morceaux de sucre, soit 20 morceaux pour 1 litre !

« Sans sucre ajouté » ne signifie pas sans sucre.

« Sans sucre ajouté » est souvent associé à la présence d'édulcorants, de type aspartame, acésulfame-K.

Les lipides (graisses et huiles). Tous ne sont pas à considérer de la même manière, mais tous ont la même valeur calorique

• Les mentions informatives

La consommation de lipides est excessive en France comme en Europe et encore plus dans les pays anglo-saxons. Elle est due essentiellement aux apports dits « cachés », c'est-à-dire inclus dans des produits comme les charcuteries, les saucisses, les viandes grasses, mais aussi la crème ou le beurre. Les lipides sont plus difficiles à identifier dans les produits transformés comme les plats préparés prêts à consommer, mais également dans les biscuits, viennoiseries, friandises. La présence de corps gras n'est parfois mentionnée que sous le sigle sibyllin « MGV », ce qui signifie « matière grasse végétale ». Il s'agit le plus souvent de mauvaise graisse ajoutée telle que les huiles de coprah ou de palme, très riches en acides gras dits « saturés ».

Tous les corps gras ne sont pas à considérer de la même manière :

– Les acides gras saturés ont des effets délétères pour les vaisseaux (artères) du cœur et du cerveau. Ces mauvaises graisses – mais tous les acides gras saturés ne sont pas non plus à considérer de la même manière – présentes dans les aliments ne sont pas l'apanage des charcuteries, crèmes, beurre. Celui-ci, d'ailleurs, peut être consommé en petite quantité aux bonnes heures de la journée, c'est-à-dire le matin au petit déjeuner, l'impact de sa prise étant à ce moment-là, sur le plan chronobiologique, moins important que lors du reste de la journée. On trouve aussi les acides gras saturés dans les produits végétaux que nous venons de mentionner.

– Les huiles de colza et de noix, riches en acides gras oméga 3 (en assaisonnement uniquement car sensibles à la chaleur de cuisson), et l'huile d'olive contenant des acides gras mono-insaturées sont à privilégier.

– Les huiles de tournesol, riches en acides gras oméga 6, tout comme l'huile de pépins de raisin et de maïs, sont à limiter. Les apports sont actuellement excessifs par rapport aux acides gras oméga 3 (le rapport alimentaire idéal est entre acides gras oméga 6/acides gras oméga est de 3 à 5, or il est actuellement environ de 15).

Il ne faut abuser d'aucune huile car elles sont toutes très caloriques et apportent 9 kcal pour 1 g soit, pour une cuillerée à soupe de 10 g, 90 kcalories.

5 cuillères à soupe apportent 450 kcal, alors que l'apport calorique moyen quotidien pour une femme se situe entre 1 800 et 2 300 kcal, et pour un homme entre 2 250 et 2 900 kcal en fonction du niveau d'activité physique.

– La mention « acides gras trans » va apparaître prochainement sur les étiquettes : de quoi s'agit-il ? Les acides gras trans industriels sont des acides gras polyinsaturés, issus pour l'essentiel de matière grasse végétale transformée par hydrogénation, et présents notamment dans diverses margarines, biscuits et viennoiseries. Ces produits pris en quantité excessive sont tout aussi nocifs pour la santé (voir troisième partie) que les graisses présentes dans les charcuteries ! Il existe aussi des acides gras trans naturels, produits par les bactéries du rumen (estomac) des bovins ; ces acides gras trans migrent ensuite dans les parties grasses sans avoir les effets négatifs des premiers, jusqu'à preuve du contraire, mais l'étiquetage prévu ne fera pas la différence entre les deux.

D'une manière générale, lorsque dans un produit transformé, un plat cuisiné, il y a plus de 10 g de lipides pour 100 g de quelque nature que ce soit, on peut le considérer comme assez gras. Il ne s'agit pas de ne pas le consommer, mais il faut en tenir compte dans la ration calorique quotidienne.

À la lecture de l'étiquette, si le produit contient plus de 10 g de lipides (ou graisse) pour 100 g de produit, il faut éviter d'en consommer de façon excessive.

Pour améliorer l'étiquetage, il faudrait l'orienter vers la mention du pourcentage des différents types d'acides gras : saturés (nocifs, si pris en excès), polyinsaturés oméga 6 (à ne pas surconsommer), oméga 3 (à favoriser), acides gras mono-insaturés (à favoriser), acides gras trans industriels (à limiter).

• Les allégations

De nombreux produits portent la mention « allégé en... ». Cette dénomination concernant les produits gras se fait par rapport à un produit de référence, le pourcentage d'allègement étant indiqué sur l'étiquette.

Attention à la tromperie car l'allégé l'est par rapport à un produit de référence d'une même marque ; or ce dernier peut volontairement avoir été chargé sur le plan calorique afin de favoriser la vente du produit allégé ! Parfois, le produit présenté comme allégé est plus gras qu'un produit similaire d'une autre marque non étiqueté comme allégé ! D'autre part, la consommation des allégés favorise par déculpabilisation la prise de ces produits tout de même gras et caloriques ; l'apport calorique final d'un fromage allégé pris en quantité importante est plus grand qu'un fromage normal consommé plus raisonnablement. Rappelons qu'aucune étude fiable n'a montré l'intérêt de la prise de produits allégés dans une perspective de contrôle du poids.

L'allégé coûte cher, parfois beaucoup plus que le produit de base, alors que ce qu'on paie est souvent de l'eau ou de l'air ajouté !

Les protéines. Elles peuvent être soit d'origine animale, soit d'origine végétale

• Les mentions informatives

L'étiquette, lorsqu'elle mentionne la présence de protéines – matériaux bâtisseurs de l'organisme –, n'informe que sur leur concentration globale, sans différencier celles d'origine animale ou végétale. Celles d'origine animale sont dites de « bonne valeur biologique » car contenant tous les éléments de base, c'est-à-dire les acides aminés ; les autres, les protéines d'origine végétale, dont il ne faut pas négliger la consommation car sources de fibres et de nombreuses vitamines et minéraux, peuvent être déficientes en certains acides aminés. Idéalement, le rapport de consommation devrait être : protéines animales/protéines végétales = 1.

La lecture des étiquettes est actuellement insuffisante pour donner une information réellement exploitable sur le plan nutritionnel pour les protéines.

• Les allégations

Il y a peu d'allégations concernant les protéines, si ce n'est pour des produits diététiques qui peuvent en être enrichis.

Le sel

• Les mentions informatives

La consommation quotidienne en France de sel est environ deux fois supérieure, selon diverses enquêtes, aux normes préconisées par l'Organisation mondiale de la santé qui est de 5 à 6 g par jour. Il existe même de très importants consommateurs de sel, jusqu'à 25 g, notamment pour les amateurs de frites et de certains plats industriels prêts à consommer, le sel ayant la propriété d'améliorer leur sapidité.

Sur le plan pratique, il convient de réduire la prise de sel, en premier lieu en évitant le sel ajouté au dernier moment. Pas de salière sur la table, et peu saler les aliments lors de leur préparation devrait être la règle. Il faut également éviter de consommer des frites, chips, des poissons et des viandes fumées, des charcuteries, y compris du jambon en excès, et du pain en grande quantité – qui est l'un des principaux fournisseurs d'apport en sel dans notre alimentation. Les bouillons et nombreuses soupes industrielles peuvent également en contenir beaucoup. Il faut surtout bien lire les étiquettes, les variations en sel étant fréquemment importantes d'un produit à l'autre. Entendons-nous bien : consommer du jambon ou du pain n'a rien de nuisible pour la santé, mais il faut avoir conscience que ces produits salés doivent en accompagner d'autres qui le sont beaucoup moins.

Dans les produits industriels étiquetés, souvent ce n'est pas le taux de sel (chlorure de sodium) qui est indiqué mais celui de sodium. Or, 1 g de sodium = 2,5 g de sel. Donc ce qui peut apparaître comme raisonnable pour une portion : 1 g de sel (chlorure de sodium) = 0,4 g de sodium (et 0,6 g de chlore), l'est beaucoup moins lorsqu'il s'agit de la même quantité mais sous forme de sodium.

Ne pas consommer des plats préparés ayant plus de 1 g de sel, soit 0,4 g de sodium pour 100 g d'aliments.

(1 g de sodium = 2,5 g de sel)

La simple mention « sel » sur une étiquette doit inciter à la prudence puisque la teneur exacte n'est pas indiquée.

Soyez prudent avec certains produits traiteurs artisanaux qui, non étiquetés, peuvent contenir de forte concentration de sel.

Les personnes ayant de la tension artérielle doivent, réduire leur consommation de sel puisque environ 30 % d'entre elles voient, grâce à cette mesure nutritionnelle, leur tension diminuer.

Les produits les plus riches en sel :

- Viandes et poissons fumés
- Charcuteries (jambon, saucisson...)
- Fromages secs (si prise supérieure à 60 g)
- Pain normal (si prise supérieure à 120 g, soit l'équivalent d'une 1/2 baguette)
- Eaux minérales (Vichy Célestins, Saint-Yorre) les plus minéralisées
- Conserves
- Plats et soupes prêts à consommer (industriels)
- Chips, frites
- Biscuits apéritifs, viennoiseries et pâtisseries
- Beurre salé

Les aliments les plus pauvres en sel :

- Légumes frais (haricot vert, tomate, épinard...)
- Fruits frais (orange, poire, pomme, raisin...)
- Huiles végétales et fruits oléagineux (noix, amande)
- Légumes secs (lentilles, petits pois...)
- Fruits secs (abricot, pruneau...)
- Céréales (riz, dérivés du blé : pâte, semoule*) et pain sans sel
- Viande**, poisson**, œufs frais**
- Lait frais
- Aliments diététiques « à teneur réduite en sodium »

* Aliments dont la cuisson se fait le plus souvent avec des ajouts de sel, il convient de bien contrôler les apports.

** Ces aliments contiennent naturellement du sel mais en faible proportion. Le poisson de mer n'en contient pas plus que celui d'eau douce.

Éviter l'ajout de sel

- Cuisiner avec peu de sel
- Ne pas ajouter de sel : pas de salière sur la table
- Donner du goût aux aliments grâce aux aromates, épices et herbes de Provence
- Utiliser les huiles végétales (olive, noix) mais avec modération, compte tenu de leur apport en calories

Apport quotidien préconisé de sel par jour : 5 ou 6 g

• Les allégations

« Appauvri en sodium ou teneur réduite en sodium ». Certains produits alimentaires diététiques peuvent présenter ce type de mention qui signifie qu'il n'y a pas d'ajout en sel dans l'aliment et que sa teneur en sodium est moindre que le produit de référence : concentration en sodium inférieure à 120 mg/100 g d'aliments. « Très appauvri » ou « très réduit » indique une concentration inférieure à 40 mg/100 g.

Calcium, magnésium et potassium

• Les mentions informatives

Il s'agit de trois minéraux dont la consommation par voie alimentaire doit être encouragée car ils ont un impact positif sur la santé.

Les aliments contenant simultanément le plus de ces trois éléments sont les légumineuses, c'est-à-dire les graines consommées sous forme de légumes secs : lentilles, petits pois, haricots blancs... ; mais aussi les céréales et leurs dérivés : riz entier, semoule, boulgour, maïs... Les fruits secs apportent également ces minéraux. Ces produits ne doivent pas pour autant être surconsommés, compte tenu de leur charge calorique, mais faire partie de la ration quotidienne. En ce qui concerne le calcium, les produits laitiers en sont les meilleurs pourvoyeurs et c'est celui qui est le mieux assimilé contrairement au calcium des légumes secs.

Si la concentration de ces différents minéraux est parfois mentionnée sur l'étiquette alimentaire, l'interprétation en est parfois difficile.

• Les allégations

L'enrichissement en éléments minéraux d'un produit alimentaire n'a qu'un impact très modéré car son assimilation est hypothétique. Il s'agit surtout d'un argument publicitaire car l'organisme régule lui-même selon ses besoins le degré d'assimilation des minéraux. Ainsi, en moyenne, le calcium n'est assimilé qu'à hauteur de 30 % de ce qui est apporté par l'alimentation, ce degré augmentant lorsque les apports sont moindres ou lors de situation particulière comme au moment de la grossesse pour les femmes.

Pour les autres éléments minéraux

Leur concentration est variable selon les produits et, comme pour ceux que nous venons de mentionner, des apports journaliers recommandés (AJR) ont été définis.

Apports journaliers recommandés en éléments minéraux

Minéraux	AJR
Calcium	800 mg
Fer	14 mg
Iode	150 µg
Magnésium	300 mg
Phosphore	800 mg
Zinc	15 mg

Vitamines

• Les mentions informatives

Des AJR ont également été définis pour les vitamines.

Établis sur le plan européen, les AJR sont des normes qui ont une valeur réglementaire et représentent l'apport de sécurité pour couvrir les besoins en micronutriments ; ce sont ces chiffres qui figurent sur les étiquettes. Des apports nutritionnels conseillés (ANC) pour la population ont également été définis en France ; ils se rapprochent des AJR mais prennent en compte l'âge et le sexe. La compréhension de tous ces chiffres compliqués nécessite une bonne connaissance des données nutritionnelles.

Il est donc impossible, lors de l'achat de denrées, de pouvoir correctement savoir ce que le produit va apporter sur les plans vitaminiques et minéraux, sauf à faire ses courses avec une table des apports journaliers optimaux !

Les industriels indiquent les chiffres uniquement parce qu'ils représentent une valeur ajoutée tant les vitamines et minéraux ont une bonne image.

Apports journaliers recommandés en vitamines

Vitamines	**AJR**
Vitamine A	800 µg
Vitamine D	5 µg
Vitamine E	10 mg
Vitamine C	60 mg
Thiamine (Vitamine B_1)	1,4 mg
Riboflavine (Vitamine B_2)	1,6 mg
Niacine (Vitamine PP)	18 mg
Vitamine B_6	2 mg
Folacine (Vitamine B_9)	200 µg
Vitamine B_{12}	1 µg
Biotine	0,15 mg
Acide pantothénique	6 mg

• Les allégations

– « Teneur garantie en... ». Cela indique que, à la suite des procédés de transformation qui ont pu appauvrir le composé alimentaire en micronutriments, une restauration de ceux-ci a été réalisée. Les pertes de vitamines, par exemple lors de la cuisson, sont compensées par des ajouts pour arriver au taux initial du produit frais.

– « Enrichi en... ». Des vitamines ou minéraux ont également été ajoutés, et la teneur finale est comprise entre 15 et 40 % des AJR pour 100 g d'aliments ; cependant, sur le plan nutritionnel, les composés ajoutés ne sont pas nécessairement correctement assimilés par l'organisme. L'ajout de fer, par exemple dans les céréales du petit déjeuner, n'est qu'un argument publicitaire, la fraction assimilée est très faible.

– « Contient naturellement des... » ou encore « source de... » vitamines. Cela signifie que le produit contient – sans adjonction – 5 à 15 % des AJR pour 100 g.

– « Naturellement riche en... ». *Idem* que précédemment, mais l'apport pour le micronutriment présenté est de au moins 15 % des AJR.

> L'ajout de vitamines dans les produits alimentaires peut poser de réels problèmes de santé, non du fait des vitamines en elles-mêmes mais en raison de leur mode de fabrication « synthétique » ; fabriquées dans des usines (souvent en Chine), elles pourraient ne pas être aussi sûres que leurs équivalents naturels.

Les fibres

• Les mentions informatives

La consommation de fibres végétales définies scientifiquement comme des « glucides non assimilables » est insuffisante en France ; elle devrait être d'environ 35 g par jour, alors qu'elle est souvent bien inférieure à 20 g. Les fibres, largement consommées autrefois, assurent un meilleur transit intestinal et limitent l'absorption des graisses, sucres et polluants, en les enfermant dans un magma.

Sur l'étiquette est parfois mentionnée la teneur en fibres du plat exprimée en grammes ; il s'agit d'une information malheureusement pas toujours présente.

Le meilleur moyen d'apporter des fibres est de consommer des fruits et/ou des légumes frais et secs à chaque repas.

– Les allégations

La mention « source de fibres » correspond à une teneur en fibres de 3 g pour 100 g ou à 1,5 g pour 100 kcal.

8

Informations spécifiques

ALLERGIES

Les allergies sont en constante augmentation et constituent une réelle préoccupation de santé publique. Les législateurs ont émis un certain nombre de règles concernant l'étiquetage et la directive européenne du 10 novembre 2003 fixe les produits devant être systématiquement indiqués comme potentiellement allergisants.

Extrait de la directive 2003/89/CE du Parlement européen :

« Liste des produits contenant des allergènes devant être systématiquement indiqués :

– céréales contenant du gluten (à savoir du blé, seigle, orge, avoine, épeautre, kamout, ou leurs souches hybridées), et produits à base de ces céréales ;
– crustacés et produits à base de crustacés ;
– œufs et produits à base d'œufs ;
– poissons et produits à base de poissons ;
– arachides et produits à base d'arachides ;
– soja et produits à base de soja ;
– lait et produits à base de lait (y compris le lactose) ;
– fruits à coque, à savoir amandes (*Amygdalus communis L.*), noisettes (*Corylus avellana*), noix (*Juglans*

regia), noix de cajou (*Anacardium occidentale*), noix de pécan (*Carya illinoiesis* – Wangenh. K. Koch), noix du Brésil (*Bertholletia excelsa*), pistaches (*Pistacia vera*), noix de Macadamia et noix du Queensland (*Macadamia ternifolia*), et produits à base de ces fruits ;

– céleri et produits à base de céleri ;

– moutarde et produits à base de moutarde ;

– graines de sésame et produits à base de graines de sésame ;

– anhydride sulfureux et sulfites en concentrations de plus de 10 mg/kg ou 10 mg/l exprimées en SO_2. »

Dans cette directive est mentionné le gluten qui provoque des allergies et des intolérances (gluten à exclure de l'alimentation en cas de maladie cœliaque) mais la réaction provoquée n'est pas de type immunologique comme dans les allergies. D'autres produits comme le lupin vont intégrer cette liste qui n'est pas figée et a vocation à évoluer.

La mention sur les étiquettes « présence possible de... », « peut contenir... », signifie que le produit indiqué peut être présent à l'état de trace. Cette indication manque néanmoins de rigueur et met les personnes allergiques parfois en grande difficulté dans leurs choix alimentaires.

Édulcorants

Un chapitre entier leur a été consacré (chapitre 2). Sur les étiquettes est mentionnée leur présence, par leur nom, ou par leur code d'additif : aspartame (E 951), acésulfame-K (E 950), saccharine (E 954), cyclamates (E 952), xylitol (E 967), sorbitol (E 420).

Aux États-Unis, le fructose, issu de l'hydrolyse de l'amidon des céréales, est largement employé comme édulcorant et de plus en plus en France. Il a un fort pouvoir sucrant. Son excès de consommation peut provoquer des flatulences digestives, tout comme les polyols.

La mention de la présence de l'acide aminé phénylalanine est indiquée sous la forme de « contient une source de phénylalanine » et correspond à la présence d'aspartame. Elle est destinée avant tout aux personnes atteintes de phénylcétonurie qui ne doivent pas consommer ces produits.

Pour les polyols, lorsqu'ils représentent plus de 10 % de la concentration du produit, on peut lire sur l'étiquette du produit : « Une consommation excessive peut avoir des effets laxatifs. »

Les arômes et additifs

Les arômes, dont nous avons critiqué l'excès d'usage, vont faire l'objet de contrôles renforcés ainsi que celui des enzymes alimentaires, suite à la demande de la Commission environnement et santé publique du Parlement européen. Elle préconise enfin de définir des conditions d'utilisation de ces produits, de fixer des teneurs maximales pour certaines substances, de mentionner les arômes fabriqués à partir d'OGM, et de préciser qu'un arôme ne pourra se prévaloir de la qualification d'« arôme naturel » que si 95 % de l'élément aromatisant est d'origine naturelle. Notez qu'il a fallu attendre mai 2007 pour aboutir à ces règles.

Tous les additifs ne sont pas à considérer de la même manière et certains sont autorisés pour les produits bio (voir chapitre 3). Ils ont pour rôle d'aider à stabiliser la structure de l'aliment ou du composé alimentaire, d'améliorer sa conservation, et les industriels sont autorisés à les rendre plus attractifs, notamment par l'usage des colorants. Une dose journalière (DJA) de consommation est définie pour chaque additif.

Les additifs alimentaires soulèvent de nombreuses questions quant à leur innocuité ; aussi, le public commençant à en être averti, voit-on fleurir sur les étiquettes différentes mentions à l'interprétation pas toujours aisée.

> Lorsque vous lisez sur une étiquette « Sans additifs et sans colorants », continuez à bien regarder. Un petit astérisque suit généralement cette affirmation et vous renvoie de façon fort discrète à ce complément d'information : « conformément à la législation » ou aux « usages en vigueur dans la profession ». Cela ne signifie pas nécessairement l'absence d'additifs et de colorants mais leur présence autorisée par la réglementation. Encore un piège à déjouer qui pénalise les produits qui en sont réellement exempts.

9

Informations de sécurité et de qualité

Sécurité

– *Date de consommation*

Plusieurs dates peuvent figurer sur les étiquettes : il faut faire la distinction entre date limite de consommation (DLC) pour les produits frais et la date limite d'utilisation optimale (DLUO) pour les autres.

• DLC correspond aux mentions « à consommer jusqu'au ». Au-delà de cette date, le produit périssable est impropre à la consommation.

• DLUO correspond à la mention « à consommer de préférence avant... ». Après cette date le produit peut être pris mais ses qualités organoleptiques, c'est-à-dire gustatives, ne sont plus garanties. Cette mention ne concerne pas les produits frais.

– *Conservation*

La température de conservation du produit est indiquée sur l'emballage. Elle est de :

• 0 ° à 4 °C pour les produits frais (viandes, poissons) et compositions périssables ;

• inférieure ou égale à 8 °C pour les œufs, les différents desserts lactés et les boissons qui sont souvent rangés dans la porte du réfrigérateur ; les légumes et les fruits sont à conserver dans le bac à la partie inférieure, dont la température doit se situer aux alentours de 8 °C.

• – 18 °C est la température minimale pour la conservation des produits surgelés

QUALITÉ : LES LABELS

Il existe une multitude de labels, bien peu ont une estampille officielle :

– *Labels nationaux*

* **Label rouge**. Un cahier des charges précis impose des modes de production assurant une bonne qualité, notamment gustative au produit.

* **Appellation d'origine contrôlée (AOC)**. Ce terme définit un terroir de production, une zone géographique. Il ne garantit pas spécifiquement l'intérêt nutritionnel ou gustatif du produit.

* **Agriculture biologique (AB)**. La production des produits issus de l'agriculture biologique se fait conformément à des instructions précises contrôlées par des organismes certificateurs. Il ne s'agit pas non plus d'un label garantissant spécifiquement la qualité d'un produit alimentaire, mais l'absence – ou la quasi-absence selon un cahier des charges – d'utilisation de produits de synthèse dans le mode de production.

* **Certificat de conformité**. Ce nouveau label (mis en place en 1990) assure qu'un soin particulier a été mis à la production et au conditionnement des produits.

– *Labels européens*

Ils sont nombreux : AOP pour « Appellation d'origine protégée », IGP pour « Indication géographique protégée », ASP pour « Attestation de spécificité ».

- Labels sans garantie

Les mentions du type « élu produit de l'année », « saveur de l'année », « sélection qualité », etc., n'offrent pas de garantie officielle sur les produits. Ils peuvent être excellents mais cela dépend du savoir-faire du fabricant.

Le consommateur est souvent désorienté par le foisonnement de logos ; pour simplifier :

Les produits portant l'indication **label rouge** et **certification de conformité** offrent des garanties légales de qualité ; **agriculture biologique** certifie un mode de production essentiellement sans produit de synthèse ; **appellation d'origine contrôlée** définit la notion de terroir, de zone géographique de production.

De nombreux produits non labellisés sont d'excellente qualité et souvent moins onéreux ; le bouche à oreille ou votre expérience vous guideront.

Les produits contenant des organismes génétiquement modifiés (OGM) doivent porter la mention « ce produit contient des OGM ». À l'état de trace, c'est-à-dire inférieure à 0,9 % du composé alimentaire, sa mention n'est pas obligatoire. Sans entrer dans la polémique concernant l'usage alimentaire des OGM – les experts eux-mêmes n'étant pas d'accord entre eux – sur le plan strictement nutritionnel, il n'y a pas en France de justification pour les conseiller.

Pour l'alcool, la mention est obligatoire lorsque les boissons titrent à plus de 1,2 % d'alcool en volume.

10

Informations de traçabilité

De remarquables progrès ont été réalisés dans ce domaine.

En cas de produits accidentellement impropres à la consommation et involontairement mis en vente, il est possible de les identifier rapidement grâce aux codes barres et de transmettre des informations et des conseils à suivre, notamment par voie de presse, aux consommateurs.

Paradoxalement, l'amélioration dans la détection et l'information a un effet parfois anxiogène alors qu'il devrait au contraire rassurer en montrant l'efficience des contrôles.

• **Le code barre**. Il assure une traçabilité aux produits alimentaires. Les deux premiers chiffres définissent le pays d'origine (30 à 37 pour la France), les cinq suivants concernent le fabricant, puis les cinq autres identifient le produit, et le dernier est une clé de contrôle.

• Indication du **lot de fabrication**. Elle concerne les produits alimentaires issus d'une même fabrication et d'un conditionnement similaire.

• **Identification** du responsable ou de sa raison sociale avec l'adresse du fabricant ou du conditionneur ou de l'importateur.

• **L'estampille vétérinaire** ou marque de salubrité. Elle est obligatoire pour les produits d'origine animale emballés (ne concerne pas les produits frais vendus à l'étal).

L'estampille de sécurité donne une garantie supplémentaire au consommateur. Enfin, certains logos indiquent le devenir des emballages, lesquels, dans le cadre d'un comportement citoyen responsable, ont leur importance. On peut ainsi choisir les emballages qui seront recyclés, ceux avec des flèches tournantes, ou qui utilisent des matériaux recyclables et recyclés.

Si des améliorations sont encore à apporter concernant l'étiquetage (rendre obligatoire les informations nutritionnelles, notamment les taux de sucre ajouté, les taux de matières grasses saturées, d'acides gras trans d'origine industrielle), les étiquettes donnent de nos jours de multiples informations.

Des messages à caractère sanitaire sont également prodigués, notamment lors des passages télévisés des publicités : « Pour votre santé, évitez de manger trop gras, trop sucré, trop salé », « mangez au moins cinq fruits et légumes par jour », « pour votre santé, pratiquez une activité physique régulière » et « pour votre santé, évitez de grignoter entre les repas ».

Pour les préparations à base de céréales et les aliments pour bébé, sont indiqués « apprenez à votre enfant à ne pas grignoter entre les repas ». Pour les « préparations de suite » relatives aux aliments destinés aux nourrissons et aux enfants en bas âge, les messages sont « en plus du lait, l'eau est la seule boisson indispensable », et « bouger, jouer est indispensable au développement de votre enfant ». S'il s'agit d'un progrès louable, ces éléments sont insuffisants car il y aurait des moyens d'agir plus directement sur la composition même des produits.

Paradoxalement, ces messages (peu gras, peu sucré et peu salé) sont souvent mal interprétés, car certaines personnes établissent le lien entre le message de santé et le produit présenté, le considérant comme étant tout simplement bon, voire le meilleur pour la santé, puisque de telles mentions à caractère sanitaire ne peuvent être apposées que sur de bons produits (selon de récentes enquêtes).

Des simplifications de l'étiquetage ont été envisagées avec notamment la mise en place de pastilles rouges ou vertes en fonction des produits (présence de sucre, d'un fort taux de graisse). Mais quelle pastille faudra-t-il mettre par exemple sur les *light* ? Par ailleurs, ne risque-t-on pas de donner une information anxiogène pour de nombreux produits qui ne sont pas néfastes en eux-mêmes s'ils sont consommés en quantité raisonnable ?

L'essentiel est de bien comprendre la hiérarchie de l'information et de réduire la présence de composés chimiques dans toutes les assiettes.

11

Interpréter rapidement l'étiquette alimentaire lors de l'achat

RÉCAPITULATIF

• DATE LIMITE DE CONSOMMATION
(produits frais) : DLC

• SEL OU SODIUM
✔ Choisir de préférence les produits ayant moins de 1 g de sel (NaCl) pour 100 g d'aliments.
✔ 1 g de sel = 0,4 g de sodium
(1 g de sodium = 2,5 g de sel)
✔ La simple mention « sel » peut cacher de fortes concentrations : prudence.

• LIPIDES = GRAISSE
✔ Choisir de préférence les produits contenant moins de 10 g de lipides pour 100 g d'aliments.

• GLUCIDES = SUCRE
✔ Pour les boissons, retenir cette équivalence : 5 g de glucides = 1 sucre.
10 g de glucides présents pour 100 ml, indique la présence de l'équivalent de 20 morceaux de sucre pour 1 litre de boisson !

• CALORIES = VALEUR ÉNERGÉTIQUE DES ALIMENTS
Les besoins pour les adultes sont de :
– Femme : 1 800 à 2 300 kcal par jour
– Homme : 2 250 à 2 900 kcal par jour
(en fonction du degré d'activité physique)

• LABELS
✔ AB : agriculture biologique
✔ Label rouge, certification de conformité : qualité
✔ AOC : terroir (zone géographique)

• AUTRES MENTIONS
✔ Édulcorant : substituts du sucre parmi les plus courants : aspartame, acésulfame-K. Choisir de préférence les produits « sans sucre ajouté » et sans édulcorant.
✔ En cas d'allergie : lisez bien la liste des ingrédients.
✔ En cas de phénylcétonurie : rechercher la mention : « contient une source de phénylalanine » pour ne pas consommer le produit.

À la maison

• CONSERVATION
✔ 0 ° à 4 °C : produits frais et compositions périssables (viandes, poissons, plats entamés).
✔ Inférieur ou égale à 8 °C : œufs, différents desserts lactés, boissons ; légumes et fruits dans le bac.
✔ – 18 °C : produits surgelés.

• MODE D'EMPLOI : PRÉPARATION
Lisez bien ce qui est indiqué sur l'étiquette.

En cas de problème

✔ Reportez-vous à l'adresse du fabricant et au n° de lot.
✔ N'hésitez pas à appeler et à retourner au magasin pour la lecture du code barre.

Éthique du consommateur

✔ Choisir les emballages recyclables ou recyclés.

Troisième partie

MIEUX CHOISIR SES ALIMENTS. ENTRE INTÉRÊTS NUTRITIONNELS, PEURS ET RUMEURS

12

Lait et produits laitiers

Ce chapitre et les suivants de cette partie analysent les différents groupes d'aliments, leurs principales caractéristiques, leur intérêt sur le plan nutritionnel et aide à mieux les choisir au regard de la technologie et des différents procédés de transformation qui modifient parfois beaucoup les produits d'origine. Au-delà des conseils pratiques, nous reviendrons également sur les peurs et rumeurs qui ont jalonné l'histoire de la consommation de divers aliments.

La caractéristique nutritionnelle du lait et des produits laitiers est leur apport en protéines dites de bonne valeur biologique puisque contenant l'ensemble des acides aminés, unités fonctionnelles des protéines nécessaires à la construction de l'organisme, mais aussi des graisses ou lipides en proportion variable, des glucides essentiellement sous forme de lactose ; du calcium, qui est bien assimilé par l'organisme, et des vitamines, notamment A et D. Ces vitamines ne sont présentes dans le lait qu'en présence de graisses (elles sont dites liposolubles), d'où l'intérêt des produits demi-écrémés. On trouve également des vitamines du groupe B dont la B_2, un peu de vitamine E.

L'intérêt nutritionnel du lait est également lié à sa faible concentration en sel à une époque où il faut veiller à en limiter les apports.

LES DIVERS LAITS

Le lait consommé de nos jours existe sous différentes formes. Il est soit « entier », c'est-à-dire contenant l'ensemble des graisses qui étaient initialement présentes, soit « demi-écrémé » ou « écrémé » lorsqu'on enlève, par procédé industriel, les graisses en partie ou en totalité. Les laits demi-écrémés ou écrémés ont donc l'avantage, du fait qu'ils contiennent moins de matière grasse, d'être moins caloriques, ce qui peut être intéressant dans le cadre d'un contrôle du poids. Cependant, parallèlement, ils possèdent aussi moins de vitamines des groupes A et D. Il vaut donc mieux consommer du lait demi-écrémé pour préserver cet apport vitaminique.

Le lait frais subit une transformation pour permettre sa conservation. Il s'agit de la pasteurisation qui n'élimine pas tous les germes (chauffé à 70° à 90° C pendant 15 à 20 secondes) mais les stabilise, ou de la stérilisation. Actuellement, pour la stérilisation, on utilise surtout le procédé UHT (à ultra-haute température), le lait étant chauffé à 150° C pendant 3 à 5 secondes. Normalement, aucun additif n'est apporté aux laits s'ils ne sont pas vendus aromatisés. Quelques éléments peuvent néanmoins y être ajoutés comme des phosphates. Si vous avez envie d'aromatiser un lait, il suffit d'y ajouter vous-même de la poudre de chocolat ou de réaliser un milk-shake avec des fruits comme la fraise, la mangue ou la banane.

La tolérance au lait diminue chez certaines personnes avec l'âge et selon la situation géographique.

Un déficit en une enzyme digestive, la lactase, explique la mauvaise digestion possible du lactose du lait, celle-ci se manifestant par des flatulences ou des diarrhées. Ces troubles n'apparaissent pas lors de la consommation de yaourt, de petits suisses ou de fromage.

Il existe un gradient Nord/Sud concernant cette tolérance, les populations du nord de l'Europe étant plus lactophiles que celles du sud de l'Europe (50 % d'intolérance) et de l'Afrique (90 à 100 % d'intolérance).

On trouve actuellement sur le marché des laits appauvris en lactose qui pallient cette intolérance. Lactel a été un des premiers à lancer ce lait pauvre en lactose « Matin léger ». Le lait ainsi obtenu a un goût plus sucré par la transformation du lactose en glucose, ce qui évite l'ajout de sucre.

En ce qui concerne les laits de brebis et de chèvre, ils ont à peu près la même composition que le lait de vache, si ce n'est que la teneur en lipide est légèrement plus élevée (lait de brebis : 4,3 g/l, lait de vache : 3,5 g/l). Ces laits peuvent être plus allergisants que le lait de vache. Leur intérêt vient surtout du fait qu'ils sont originaux sur le plan gustatif et sous forme de fromages.

Le lait se présente sous d'autres formes que liquide ; soit sous forme concentrée avec souvent un taux de sucre important ; soit sous forme séchée, il s'agit alors de lait déshydraté pauvre en eau.

Le lait a fait l'objet de peu de peurs au cours de l'histoire, si ce n'est à une période toute récente. Il y a bien dans les textes sacrés religieux (la Bible) des passages où il existe des interrogations sur le bien-fondé de la consommation du lait d'animaux vis-à-vis du lait maternel ; par ailleurs, on savait depuis fort longtemps que sur un plan hygiéniste, ce produit se conservait mal et pouvait transmettre des « miasmes », d'où l'utilité de le faire bouillir ou de le consommer sous forme de fromages.

Le lait et les produits laitiers, par leurs caractères nutritifs, furent des aliments de choix dans toutes les civilisations. Dans les civilisations hindouistes végétariennes pour lesquelles le meurtre d'animaux, même pour des raisons alimentaires, est réprouvé, le lait fournit des éléments d'origine animale utiles. Hautement considéré car apportant une force vitale, il assure tout simplement un bon équilibre nutritionnel. Par ailleurs, il n'est pas exclu que le début de la domestication des animaux, il y a environ dix mille à quinze mille ans avant J.-C., soit en partie lié à la recherche d'avoir facilement à disposition du lait ; sa blancheur immaculée, symbole de pureté, a rassuré les hommes au cours de siècles.

Comment, dès lors, a pu émerger, depuis environ une vingtaine d'années, un mouvement « anti-lait » aux États-Unis qui s'est propagé en Europe ? Actuellement en France, 27 % des personnes ayant entendu des messages anti-lait sont inquiètes, ils étaient 37 % en 2003. Certains groupes américains ont décrété que la consommation de lait était responsable de nombreuses maladies dont, par exemple, des otites, des rhinopharyngites chez les enfants ou d'autres troubles plus ou moins chroniques comme les rhumatismes ; ils ont aussi fait remarquer que l'homme était la seule espèce à boire du lait d'un autre animal à l'âge adulte (il est aussi le seul à consommer des œufs à la coque, des gateaux...). Finalement ces groupes, issus de franges marginales de la société, ont réussi à créer une mode à laquelle un certain nombre de personnes ont adhéré. Ils préconisent l'arrêt total de la consommation de produits laitiers. Ce point de vue relève plutôt de charges émotionnelles comme il en a tant existé au cours de l'histoire de l'alimentation.

Une autre grille de lecture explique le refus de consommation de cette denrée alimentaire ; elle est d'ordre psychologique : comment ceux qui rejettent le lait, et plus généralement les produits laitiers, ont-ils vécu leur sevrage au sein ou au biberon ? Quels rapports ont-ils eu avec leur mère ? Certains rejets concernant le lait peuvent être interprétés, sur le plan psychanalytique, par la découverte *a posteriori* d'une relation avec leur mère vécue secondairement comme honteuse, ne serait-ce que par la prise de conscience qu'il y a eu un plaisir de succion du sein lors des premières semaines et mois de la vie. Les psychanalystes évoquent un refoulement sexuel de type freudien et une passivité dans l'acceptation des substances nutritives qui expliqueraient certains comportements anti-lait. Ajoutons à cela la constatation ambiguë que les mères gardent au sein plus longtemps leur fils que leur fille.

Soulignons enfin l'actuelle démonologie vis-à-vis de la couleur blanche des denrées alimentaires. Si le blanc symbolisait autrefois l'innocence et l'élimination des impuretés pour le pain et le sel, la situation a aujourd'hui bien changé puisque les produits blancs sont considérés avec de plus en plus de suspicion. Le sucre blanc, le sel blanc, le pain blanc font partie de ces aliments associés à une perte de naturalité liée à un raffinage considéré comme dénaturant.

Notre conseil : ne choisir que des laits nature demi-écrémés (ou entiers pour les enfants) et pauvres en lactose pour ceux qui le tolèrent mal.

Lait de soja

Le lait de soja est présenté par certains comme un excellent substitut du lait. Regardons-y de plus près. Il s'agit d'un jus végétal qui n'a rien à voir avec du lait. Même enrichi en calcium, celui-ci est mal assimilé et il est pauvre, contrairement aux laits en certains acides aminés. Par ailleurs, le lait de soja est riche d'un composé appelé isoflavone, mimant les hormones féminines que sont les œstrogènes. Ces isoflavones sont des phytoœstrogènes et les conséquences de l'ingestion de tels produits sont insuffisamment évaluées. Enfin, le soja est réputé pour son potentiel allergisant.

LES PRODUITS ULTRA-FRAIS : YAOURTS, FROMAGES BLANCS, PETITS SUISSES, FAISSELLE

Tous ces produits se trouvent au rayon ultra-frais des magasins. Ils ont tous une durée de vie limitée et leur consommation à domicile doit être rapide après l'achat. Dans ces produits, le lactose a été transformé en acide lactique et hydrolysé, sous l'action de bactéries. Le yaourt, celui qui a droit à la dénomination de yaourt, est issu de la fermentation lactique de deux ferments spécifiques : le *Lactobacillus bulgaricus* et le *Streptococcus thermophilus*. Les autres produits comme les bifidus, issus d'une autre bactérie, la *Bifidobacterium longum*, ne sont pas des yaourts au sens strict du terme mais il y a peu de différence.

La consommation des yaourts est un phénomène très récent dans l'histoire de l'alimentation puisqu'il apparaît au XXe siècle et se développe ensuite avec une progression fulgurante due essentiellement à la maîtrise de la chaîne du froid. Sa consommation annuelle est passée de 40 000 tonnes dans les années 1950 à plus de 1 million depuis la fin des années 1990 en France.

D'emblée, le yaourt a eu une bonne image santé qui n'a fait que se prolonger, il faut dire que son ancêtre, le yaourt bulgare, avait la réputation de maintenir longtemps en vie.

Le yaourt, dont le nom était yoghourt il n'y a pas si longtemps, prend différents aspects :

– il peut être ferme ; le lait par le processus de coagulation se transforme en un gel emprisonnant l'ensemble des éléments ;

– il peut être brassé ; il porte alors le nom de velouté et est caillé de manière spécifique avec des laits généralement riches en lipides ;

– il peut être à boire ; de multiples produits apparaissent sur le marché avec des ferments différents, brevetés, mis dans de petites fioles. Leur valeur ajoutée est loin d'être réellement démontrée ; en revanche, leur surcoût l'est et le marketing efficace.

Sur le plan nutritionnel, l'intérêt des divers produits laitiers est à peu près équivalent à celui du lait. Les yaourts à conseiller sont les nature, car, comme le lait, ils sont normalement exempts d'additifs, mais ils peuvent contenir un peu de poudre de lait pour les épaissir ou de la gélatine pour améliorer la consistance. De nouvelles mentions apparaissant sur des yaourts, indiquant qu'il n'y a pas de conservateurs, doivent vous inciter à la prudence car s'ils n'en ont pas, c'est qu'ils ont subi un traitement thermique qui a détruit les bactéries ; leur intérêt est donc réduit car celles-ci participent au bon équilibre de la « flore digestive » (l'ensemble des micro-organismes utiles).

Tous les yaourts aromatisés peuvent présenter divers additifs, colorants ou sucres ajoutés, pas toujours très recommandables.

Tous les fromages frais blancs, les faisselles, etc., ont subi une transformation puis un égouttage. Ces produits sont riches en eau et le fait de les prendre allégés en matière grasse n'a que peu d'intérêt sur le plan calorique. La différence entre un yaourt nature normal et un allégé n'est d'environ que de 15 kcal.

> Notre conseil : choisir de préférence les produits laitiers « ultra-frais » nature, ce sont les moins transformés. Vous les aromatiserez vous-même si vous le souhaitez en contrôlant les apports en fruits, en confiture ou en compote maison, par exemple. Évitez tous les produits aromatisés, ils sont souvent bourrés de colorants et de divers additifs.

Pourquoi ne pas faire vous-même des yaourts avec une yaourtière ? Cela est très aisé. On en trouve à très bon marché. Il vous suffit d'utiliser du lait, un yaourt nature qui vous servira à réensemencer les différents pots et d'appuyer sur un bouton, le tout se fera automatiquement. Nous conseillons d'ajouter de la poudre de lait pour en améliorer la consistance : environ 2 à 4 cuillères à soupe pour 8 pots d'un contenu de 25 cl. Outre l'avantage santé de ce type de yaourt, cela permet d'éviter la pollution de la planète avec l'excès de déchets de matières plastiques et d'emballages que l'on connaît de nos jours. Les pots en verre des yaourtières sont bien entendu réutilisables.

Fromages « secs »

Les fromages secs sont tous les formages qui ne sont pas « ultra-frais ». Ils ont des teneurs variables en matière grasse. Ils sont riches en protéines mais également en sel, ce qui peut en limiter l'usage dans un certain nombre de circonstances où l'on veut en réduire les apports. Ils ont également une forte concentration en calcium et en différents éléments présents dans le lait et ses dérivés.

Les différents types de fromages

Fromages	Exemples
À pâte molle	camembert, brie, livarot, munster, reblochon...
À pâte pressée	gruyère, emmenthal, comté, beaufort, parmesan, Saint-nectaire...
À pâte persillée	bleus, roquefort...
Fondues (issus de fromage pressé avec ajout de matière grasse)	type crème de gruyère, conditionné en portion...
De chèvre	crottin de Chavignol, Saint-pierre...

Les fromages fermiers sont généralement au lait cru et artisanaux ; les fromages laitiers sont soit pasteurisés, soit au lait cru et fabriqués à partir de laiteries et le lait issu de plusieurs troupeaux. Douze pour cent des fromages français sont confectionnés à partir de lait cru, ils ont une saveur appréciée mais ne doivent pas être consommés par les femmes enceintes, compte tenu de la possible transmission de listériose.

Les fromages les plus gras sont ceux qui contiennent plus de 45 % de lipides (par rapport à la matière sèche) comme le camembert, le cantal, le roquefort, le beaufort. En ce qui concerne les fromages allégés ou contenant moins de 20 % de matière grasse, le consommateur pense souvent que la moindre teneur en matière grasse est utile, mais, parallèlement, il en prend souvent plus !

Les fromages peuvent contenir des additifs surtout lorsqu'ils ont été transformés comme ceux des fondues, et tous ceux à tartiner. Divers additifs sont autorisés avec notamment des colorants. Normalement, les AOC ne contiennent pas d'additifs alimentaires.

Notre conseil : choisir les fromages vous faisant plaisir. Leur valeur organoleptique est dépendante du terroir et de leur mode de fabrication. Consommer quotidiennement 30 à 60 g par jour est une quantité raisonnable. 30 g est équivalent à environ 1/8 de camembert. Choisir de préférence les AOC.

13

Viandes, poissons, œufs

Les viandes

Les viandes sont chargées d'une forte valeur symbolique, en témoigne un bref rappel historique.

Parmi les denrées alimentaires, c'est probablement la consommation des viandes qui a provoqué historiquement le plus de peurs et de maladies. Pourtant les hommes ont toujours cherché à en consommer, ce qui peut paraître paradoxal. Est-ce parce qu'il s'agit de « véritables gourmandises » des premiers hommes, comme le suggère Maguelone Toussaint-Samat qui voit dans sa consommation le délice le plus primitif, ou tout simplement d'une nécessité vitale organique et biologique pour l'homme. La viande a un statut étonnant ; elle est certes identifiée comme pouvant transmettre des maladies par l'intermédiaire de « miasmes », mais elle est aussi perçue comme un aliment nécessaire, voire indispensable à la vie. Le mot « viande », et ce n'est pas un hasard, vient du latin *vivenda* (*vivere*), « ce qui sert à la vie ». L'un des premiers livres de cuisine français datant du XIVe siècle s'intitule d'ailleurs *Le Viandier*, il propose des recettes de porcelet, de cochon farci, d'oies et d'oisons en rôt (rôti) et toutes sortes de mets à partir de diverses viandes.

À cause des risques sanitaires, les viandes vendues en boucherie furent surveillées très tôt dans l'histoire de l'humanité. Des manuscrits médievaux nous sont parvenus et l'on constate qu'une véritable organisation de la vente de viande s'était déjà mise en place. La profession de boucher était réglementée par une série de chartes et d'ordonnances contrôlées par les seigneurs. Ces textes du début du Moyen Âge nous apprennent que chaque bête abattue devait arriver sur pied à l'abattoir du boucher ; c'était le meilleur moyen pour éviter que des cadavres et des bêtes malades, impropres à la consommation, soient vendus. Il existait aussi un corps de métier spécifique qui examinait les langues – les langueyeurs – pour détecter des signes d'infection de l'animal. Les boucheries du Moyen Âge proposaient essentiellement de la viande de porc, de bœuf ou de mouton, et sur l'arc méditerranéen, des caprins. La consommation des volailles s'accrut, quant à elle, parallèlement au développement du milieu urbain.

En ce qui concerne les poissons, ils étaient vendus par un corps spécifique, les « poissonniers », étaient eux aussi soumis à des règles strictes : le poisson devait être proposé à la vente vivant. Il était transporté dans des bacs et sa consommation était loin d'être négligeable. N'oublions pas qu'il y avait tout de même cent cinquante jours « maigres » dans l'année où, selon les préceptes religieux, on ne devait pas manger de viande alors que le poisson était autorisé.

Parallèlement aux animaux d'élevage vendus en boucherie et à ceux de basse-cour, il existait aussi une forte consommation d'animaux sauvages, de gibier. Pendant des siècles, la chasse fut en Europe un privilège des seigneurs. Alors qu'on trouvait des cerfs et des chevreuils sur sa table, le peuple se contentait de petits oiseaux comme les merles, les grives, parfois les pigeons, ou les perdrix, voire des cailles ; il braconnait aussi fréquemment, ce qui était durement réprimé. Si la consommation de gibier était bien le signe d'appartenir à la classe dominante, ce n'était pas les mêmes animaux qui étaient présentés sur les tables aristocratiques des villes et sur celles des seigneuries provinciales. Les oiseaux d'apparat à plumes étaient l'apanage des classes réellement dominantes : les faisans, les oies sauvages, les hérons et les grues. Les paons et les cygnes, pourtant animaux d'élevage, étaient aussi particulièrement appréciés. Les lièvres et les lapins furent, à une époque, des mets prisés avant que leur abondance puis le développement de leur élevage ne les déclassent aux yeux de l'aristocratie.

> Ces nobles, qui, autrefois, consommaient beaucoup plus de viande que le reste de la population, étaient infestés par divers parasites. L'analyse des fosses septiques anciennes par des biologistes l'a démontré.

L'alimentation plus végétale de la paysannerie pouvait paraître plus raisonnable, mais les paysans étaient souvent dénutris, victimes de disette. Chétifs, ils ne mesuraient en moyenne que 1,60 mètre ; pendant des siècles, la ration du paysan fut déséquilibrée par l'abus de féculents dans les bouillies, par exemple des châtaignes, d'un peu d'orge, et fort pauvre en protéines animales.

L'évolution progressive de l'agriculture et de l'hygiène permit d'augmenter la consommation de viande et de s'affranchir de nombreuses maladies, et donc de nombreuses peurs. La consommation de viande a néanmoins toujours représenté, jusqu'à une période récente, à la fois un marqueur social – seuls les riches pouvaient en consommer beaucoup –, et l'image de la force et de la vitalité. Boire le sang de bœuf était par exemple supposé soigner les tuberculeux au XIXe siècle.

L'histoire de la consommation de viande est étonnante, tant sur les plans collectif qu'individuel, puisqu'à un moment de la vie une appréhension apparaît, voire une peur de la viande. Cela survient de façon plus ou moins prononcée pendant l'enfance ou l'adolescence, par la découverte que la viande consommée provient d'un animal tué, d'un cadavre d'animal. Peuvent se développer alors des peurs et des aversions qui génèrent parfois des troubles du comportement alimentaire.

Par ailleurs, tout animal assimilé à un animal de compagnie est exclu de l'alimentation. L'hippophagie ne s'est, par exemple, développée que récemment sur le plan historique au XXe siècle puisque, auparavant, le cheval avait un rôle essentiel pour le travail des champs, pour le transport, et était considéré comme un animal très proche de l'homme. Le lapin, de nos jours, par sa représentation à travers les dessins animés et les animaux en peluche, est devenu un véritable animal de compagnie apprécié. Sa viande, de moins en moins consommée, est pourtant intéressante sur le plan nutritionnel car peu grasse. Il ne viendrait pas non plus à l'idée de manger des chats et des chiens, du moins en Occident.

De nos jours, la viande transmet bien moins de parasites (ténias, trichinoses) grâce à l'efficacité des contrôles vétérinaires. Cependant, l'histoire récente de la « vache folle » et de la « grippe aviaire » montre que c'est un produit qui continuera potentiellement à transmettre des « miasmes ».

Sur le plan nutritionnel, toutes les viandes sont riches en protéines (matériaux de construction), en fer et en graisse mais à des teneurs variables.

La teneur en graisse des différentes viandes (non dégraissées)

		20 à 30 %	**20 à 10 %**	**Inf. à 10 %**
Porc	. Côte	•		
	. Échine	•		
	. Saucisse	•		
	. Charcuterie	•		

	. Épaule		•	
	. Filet mignon			•
	. Jambon (découenné)			•
Bœuf	. Plat de côte	•		
	. Entrecôte		•	
	. Onglet		•	
	. Collier		•	
	. Rumsteak			•
	. Tende de tranche	•		
Agneau	. Côte		•	
	. Épaule		•	
	. Gigot		•	
Poulet	. Haut de cuisse		•	
	. Blanc			•
Veau	. Épaule		•	
	. Jarret			•
	. Noix			•

Les vitamines du groupe B sont toutes présentes et notamment la vitamine B_{12}, indispensable à la formation des globules rouges ; on note également la présence d'un peu de cuivre et de phosphore. L'intérêt principal de la viande réside dans son apport en fer dit héminique, qui a la caractéristique d'être bien absorbé, contrairement à celui présent dans les végétaux. La viande blanche en contient également même si sa concentration est un peu plus faible que celle de la viande rouge. Du fer bien assimilé, on en trouve également dans le poisson.

Le problème essentiel de la viande sur le plan nutritionnel vient de sa teneur en matière grasse, essentiellement formée d'acides gras saturés dont l'excès de consommation peut favoriser les maladies cardiovasculaires ; mais la plupart des viandes débarrassées de leur gras sont des aliments maigres.

La qualité de la viande dépend du mode d'élevage et de la partie de l'animal qui est consommée.

Des nombreux additifs sont autorisés dans les viandes prédécoupées en barquette sous vide, même pour celles qui sont hachées. On trouve à la fois des conservateurs, des antioxydants, des exhausteurs du goût et même parfois des colorants ; des arômes sont souvent ajoutés. Ces viandes emballées sont plus « goûteuses » et se conservent mieux. Elles sont traitées, pour certaines d'entre elles, avant leur conditionnement dans des bains contenant du sel, des phosphates et de l'eau, ce qui a en outre l'avantage pour le vendeur d'augmenter leur poids ; leur aspect gustatif est aussi amélioré par l'adjonction de sel. En plus de tous ces additifs, cette viande sous emballage est parfois « gazée par un mélange » contenant notamment de l'azote, appelé « atmosphère modifiée ». En théorie, ces produits gazeux, lorsque la viande est ouverte et cuite, disparaissent. Ces procédés améliorent l'aspect et la conservation des viandes, mais qu'en est-il des effets sur la santé, sont-ils suffisamment évalués ? Il s'agit de méthodes autorisées mais qui dénaturent le produit original et toutes ces transformations en augmentent le prix.

La viande est également présente dans de nombreux plats cuisinés prêts à consommer ; celle-ci aussi contient un certain nombre d'additifs et souvent ces fameux arômes qui donnent à la viande le goût de viande. Actuellement, aucune indication n'est donnée sur le mode d'élevage des animaux ; or cela aurait un sens car les animaux nourris de façon traditionnelle et naturelle fournissent une viande de bien meilleure qualité et plus recommandable pour la santé que celle issue d'élevage industriel où l'animal est stressé. De nouveaux labels pourraient néanmoins, dans un avenir assez proche, renseigner sur le mode d'élevage.

Notre conseil : choisir toutes les viandes de préférence non préemballées, à la découpe chez un boucher ou en grande surface ; cela devient néanmoins de plus en plus rare car la viande préemballée est plus facilement mise en rayon et permet de faire des économies de main-d'œuvre. Il vaut mieux choisir les viandes bio tant que des informations sur le mode d'élevage ne sont pas fournies. Cela étant, les viandes « Label rouge » sont aussi recommandables pour leur valeur gustative et leur mode d'élevage qui est soumis à un cahier des charges précis. Dans tous les cas, interrogez votre boucher ; il connaît l'origine de ce qu'il vend, et de nombreux agriculteurs nourrissent et élèvent parfaitement bien leurs bêtes sans être pour autant labellisés. En ce qui concerne les volailles, n'en consommer jamais la peau qui est riche en matière grasse.

Les charcuteries

Les charcuteries ont une teneur en protéine équivalente aux viandes mais sont riches en matière grasse, notamment en acides gras saturés peu recommandables pour la santé s'ils sont consommés en excès. La concentration en matière grasse entre les différents produits varie beaucoup : le jambon, par exemple, peut être considéré comme un aliment maigre une fois qu'il est débarrassé de son gras et de sa couenne. Ce n'est pas le cas des saucisses, saucissons, pâtés, rillettes qui peuvent contenir jusqu'à 50 % de matière grasse.

Les charcuteries, pour la plupart d'entre elles, contiennent un nombre impressionnant d'additifs et pratiquement toutes des nitrites pour assurer leur conservation.

Nous avons vu l'inconvénient que cela pouvait présenter en fonction des doses ingérées. On trouve de tout dans ces charcuteries : des antioxydants, des conservateurs divers, des stabilisants, des épaississants, des exhausteurs du goût et des arômes !

Même dans la filière bio en France, le nitrite est autorisé en plus des additifs comme l'acide ascorbique et l'acide citrique.

Notre conseil : la consommation de charcuterie en dehors du jambon débarrassé de son gras, doit être parcimonieuse, compte tenu du nombre impressionnant d'additifs présents et de la teneur en matière grasse.

Si tous les produits emballés et étiquetés sont soumis aux mentions légales, ne vous imaginez pas que les produits achetés à la découpe ne contiennent pas tous ces additifs, ils en sont également bourrés.

Espérons qu'une législation plus adaptée permettra de produire des charcuteries moins chimiques, qui seront certes moins présentables, plus brunes et se conservant un peu moins bien, mais meilleures pour notre santé.

Les abats

Ils sont consommés plutôt de façon marginale ; pourtant, le foie est intéressant sur le plan nutritionnel car riche en fer et en vitamines du groupe B. Pour autant faut-il en consommer régulièrement, la question reste ouverte. Pourquoi ? Tout simplement parce que le foie permet la détoxification de l'organisme ; or les animaux sont soumis à diverses pollutions en fonction du mode d'élevage ; leur foie peut donc être saturé de toxines que la cuisson peut ne pas éliminer complètement. De nombreux pédiatres, comme le Dr Michel Maestracci, responsable d'un service d'urgence pédiatrique, le déconseillent actuellement fortement aux enfants.

Notre conseil : ne consommer que du foie issu d'animaux d'élevage bio.

LES POISSONS

Les poissons sont d'un strict point de vue nutritionnel d'un intérêt indéniable. Ils contiennent des protéines de bonne valeur biologique, des vitamines du groupe B, des vitamines A et D pour ceux qui sont les plus « gras » ; ces derniers renferment également des acides gras utiles pour la santé, les acides gras oméga 3 présents dans les maquereaux, sardines, saumons, thons, harengs. On distingue donc les poissons maigres, peu caloriques, et les poissons « gras », mais il s'agit de « bon » gras. Tous les poissons contiennent également des éléments minéraux, dont du fer bien assimilé.

Parmi les autres éléments minéraux, on note la présence d'iode, de phosphore, d'un peu de calcium, de cuivre et de potassium. Le sel est peu présent et il n'y a pas de différence entre les poissons de mer et ceux d'eau douce, contrairement à une idée largement répandue. Le problème de la consommation des poissons vient de la pollution des mers. La présence de dioxine dans les poissons provenant notamment des mers du Nord et plus particulièrement de la mer Baltique pose des problèmes en terme de santé (les harengs ne devraient plus y être pêchés à partir de 2008) et cela fait plusieurs années que les Suédois déconseillent aux femmes enceintes d'en consommer. Les poissons présentés sur les étals en France sont normalement exempts de traces de pollution, compte tenu des contrôles en vigueur, mais les gros poissons vivant longtemps ont un risque d'accumuler un certain nombre de polluants, notamment le mercure. Cela concerne des poissons comme le thon ; par précaution, le ministère de la Santé français déconseille aussi la consommation de certains d'entre eux pour les femmes enceintes. Le 26 juillet 2006, l'Agence de presse médicale annonçait : « Les femmes enceintes ou allaitantes ainsi que les enfants âgés de moins de 30 mois doivent éviter de consommer de l'espadon, en raison de risques de contamination par le méthylmercure, ont recommandé dans un communiqué commun les ministères de la Santé, de l'Agriculture et de l'Économie. »

« La préconisation vaut aussi pour d'autres espèces de poissons prédateurs que l'espadon, à savoir le marlin et le siki. Pour d'autres poissons prédateurs sauvages, la consommation doit être limitée à 150 g de chair par semaine pour les femmes enceintes ou allaitantes et à 60 g de chair par semaine pour les jeunes enfants. Ces poissons sont la lotte, le loup de mer, la bonite, l'anguille et la civelle, l'empereur, le grenadier de roche, le flétan, la cardine, le rouget-barbet, le brochet, la palomette, le capelan de Méditerranée, la raie et le pocheteau, la dorade-sébaste et la rascasse du Nord, le voilier de l'Atlantique, le sabre, la dorade rose, la dorade rouge et le pageot, le requin (darne), la saumonette et la roussette (état pelé), l'escolier noir et l'escolier, le rouvet, l'esturgeon, le thon, le listao et la thonine.

Ces recommandations s'appuient sur un avis de l'Agence française de sécurité sanitaire des aliments (Afssa) daté du 6 juillet, faisant suite à une saisine interministérielle du 27 décembre 2005 sur le sujet.

Le méthylmercure est un dérivé du mercure présent dans l'environnement de façon naturelle ou accidentelle. Il peut être accumulé par certains poissons prédateurs en fin de chaîne alimentaire susceptibles de le concentrer à des teneurs relativement élevées. Il a un effet toxique sur le système nerveux central du fœtus et de l'enfant en bas âge, jusqu'à 30 mois. »

Paradoxalement, et contrairement à une idée reçue, la consommation de poisson d'élevage peut être plus intéressante en terme de santé car moins pollué ; néanmoins, tous les modes d'élevage ne sont pas équivalents. Certains concentrent un nombre trop important de poissons, ce qui engendre d'autres types de pollution et de propagation de maladies. Néanmoins, la consommation des poissons d'élevage est une alternative à la baisse des réserves halieutiques et nombre de saumons élevés au nord de l'Europe ont des vertus organoleptiques et une composition nutritionnelle très acceptables. Il reste néanmoins un point noir : dans les aliments qui sont offerts à ces saumons, il existe des colorants telle la canthaxanthine qui lui donne sa couleur orangée. Des doutes sur son innocuité subsistent – dose dépendant – et les doses actuellement admissibles devraient certainement être revues à la baisse. Cela dit, l'alimentation proposée aux poissons s'est considérablement améliorée ; n'oublions pas qu'avant 1996, on a été jusqu'à donner des farines animales aux poissons du fait que la réglementation ne permettait plus de les proposer aux bovins. On considérait que les poissons ayant une courte durée de vie ne risquaient pas de développer de maladie liée au prion. De telles pratiques inadmissibles n'ont heureusement pas été généralisées.

Les poissons transformés dans les plats cuisinés, en surimi, ou présentés sous différentes formes d'emballage sont susceptibles de contenir de nombreux additifs : soyez donc vigilant et lisez les étiquettes.

Quoi qu'il en soit, la pollution des mers est devenue un souci majeur.

Notre conseil : la consommation de poissons d'élevage est paradoxalement parfois meilleure que celle de poissons qui ont séjourné dans des mers polluées. Il n'y a pas d'élevage de référence, mais il vaut mieux choisir les poissons d'élevage issus de la ferme aquacole de la Communauté européenne.

Les gros poissons, à durée de vie longue comme le thon, ont plus de risque de contenir des polluants que ceux qui ont une vie courte : sardine, maquereau.

Pour les poissons transformés et présentés sous emballage, que ce soit en plats prêts à consommer ou sous forme de boîtes de conserve ou de sachets sous vide, vous devez regarder s'il y a la présence de colorants et d'arômes. Divers poissons fumés font malheureusement souvent partie de cette catégorie. Rappelez-vous que le principal colorant qui doit attirer votre attention est la canthaxanthine E 161g.

Pourquoi ne pas acheter les poissons tout simplement directement à l'étal du poissonnier, l'étiquetage étant obligatoire avec la mention de la provenance et le mode de production ?

Les crustacés

Les crustacés sont représentés par les crevettes, les langoustines, les crabes, les langoustes… Leur consommation est en augmentation très significative. Sur le plan nutritionnel, ces produits sont intéressants puisqu'ils contiennent des protéines de bonne valeur biologique, des vitamines du groupe B et des minéraux. La notion souvent émise que les crevettes contiendraient beaucoup de cholestérol n'est pas erronée, mais l'essentiel de celuici se situe dans la tête, réceptacle des éléments nerveux, et est rarement consommé.

La plupart des crevettes présentées sur les étals sont des crevettes d'élevage, et le problème majeur vient du fait qu'elles ont été élevées dans des conditions sanitaires parfois douteuses. Des élevages intensifs jalonnent certaines côtes d'Asie, notamment au Vietnam. Les crevettes sont ensuite conditionnées à l'aide de nombreux additifs dont des sulfites, ce qui n'est pas mentionné lorsqu'elles sont vendues en vrac chez le poissonnier. L'intérêt nutritionnel des crustacés est donc fortement tempéré par les modes d'élevage et les produits ajoutés pour leur conservation.

> Notre conseil : attention à ne pas surconsommer de crevettes d'élevage. Les informations concernant leur mode de production doivent être indiquées mais la présence de nombreux additifs pour leur conservation, leur coloration et leur aromatisation, n'est pas nécessairement mentionnée, sauf pour les produits emballés. Pourquoi ne pas choisir tout simplement le bouquet breton, petite crevette pêchée autour des côtes bretonnes ?

Les mollusques

Ils comprennent tous les coquillages mais aussi les céphalopodes comme les seiches, les poulpes. Les mollusques ont également un intérêt nutritionnel par la présence de nombreux éléments minéraux comme le magnésium, le calcium, l'iode, le cuivre, un peu de fer et surtout du zinc, notamment dans les huîtres. Ils contiennent des vitamines du groupe B et représentent également une source de protéines. Le problème lié à la consommation des coquillages est, ici aussi, la pollution des mers et des rivages, soit d'origine chimique, soit par des bactéries, notamment des salmonelles ou des microalgues, qui explique l'interdiction de vente, par moments, de certains de ces mollusques.

Notre conseil : les mollusques présentent une source intéressante en éléments minéraux. Les contrôles sanitaires, et à la clé le fait d'interdire leur vente momentanément localement, doivent plutôt rassurer les consommateurs que les inquiéter. Cela démontre une bonne surveillance (veille sanitaire), même si l'image de marque s'en trouve altérée. Les éleveurs et ostréiculteurs doivent rester vigilants.

Pour notre part, compte tenu du nombre impressionnant de gastro-entérites que nous avons eu à traiter, nous conseillons de ne consommer que des produits de la mer cuits. Moule cuite, huître cuite et bien cuisinée...

Les œufs

Les œufs sont des produits d'un grand intérêt nutritionnel. Ils contiennent des protéines avec une valeur équilibrée en acides aminés, ce qui en fait des protéines de référence pour l'homme adulte (pour les enfants, la protéine de référence provient du lait maternel). Ils contiennent de nombreuses vitamines, notamment celles des groupes B, A, D, et de la lutéine qui contribue à la coloration et a des propriétés antioxydantes (antivieillissement des cellules). Les œufs contiennent également un certain nombre d'éléments minéraux comme de l'iode, du sélénium. La présence de lipides, et notamment de cholestérol, est souvent mis en avant alors que son influence sur le taux sanguin de cholestérol est faible lorsqu'ils sont consommés en quantité raisonnable (cinq par semaine).

Le mode d'élevage des poules a en revanche son importance. En fonction de ce qui est donné aux poules, les œufs ont un intérêt variable. Les aliments composés de divers ajouts stimulant la ponte ou de colorants posent problème. Or cette indication ne figure pas sur les œufs, d'où le conseil d'acheter plutôt des œufs bio. Quant aux œufs riches en acides gras oméga 3, ils sont intéressants sur le plan nutritionnel et issus d'élevages dans lesquels on donne aux poules des graines de lin ou de soja à picorer.

Œufs : leurs caractéristiques

Classification	Poids
XL	≤ 73 g
L	≤ 63 g
M	≤ 53 g
S	≤ 45 g

Classification	Mode d'élevage
0	Biologique
1	Plein air
2	Sol
3	Cage

Notre conseil : consommer cinq œufs par semaine est tout à fait raisonnable, mais ne les prenez pas par deux, un à la fois suffit : un œuf au plat, un œuf dur.

Trois œufs ne seront pas dépassés par semaine en cas de hausse du cholestérol dans le sang si celui-ci est mal équilibré.

L'œuf est un aliment de choix. Choisir plutôt les œufs enrichis en acides gras oméga 3 et bio.

Et pourquoi ne pas avoir une poule chez soi ?

Rien de plus sympathique que de ramasser de bons œufs frais de poules que vous aurez élevées vous-même et correctement nourries. Évidemment, en ville, ce n'est pas simple et, en périphérie, il faut s'assurer que le règlement communal et du lotissement vous l'autorise. À la campagne, tout est plus aisé. Les gallinacées – c'est ainsi que se nomment scientifiquement les poules –, si vous pouvez en faire l'élevage, sont très attachantes. Domestiquées depuis la nuit des temps, elles vivent en harmonie avec l'homme fournissant des œufs à forte valeur nutritive.

Le choix des poules d'élevage

Il existe des races « pondeuses » assurant une bonne régularité de production des œufs, par exemple la barbezieux ou la bresse. Mais il faut choisir avant tout celles qui sont les plus acclimatées à votre région.

Régions de France	**Quelques races**
Nord	bourbourg, coucou des Flandres, estaires
Nord – Est	ardennaise
Centre	gâtinaise, noire du Berry, de Touraine, bourbonnaise
Midi	gasconne, caussade, barbezieux
Normandie et Ouest	Caumont, coucou de Rennes, gournay, pavilly

Les poules communes, dites « de ferme », conviennent aussi parfaitement. Dans tous les cas, vous devez choisir, lors de votre achat, une poule qui a un bel aspect, au plumage brillant. Elle doit être vive, alerte, en éveil, gratter le sol avec vigueur... et non lymphatique.

Bien nourrir les poules

Les poules ont besoin d'une alimentation diversifiée et pas uniquement faite de blé ou d'autres céréales comme l'orge. Elles se nourrissent aussi de produits carnés (viande), de racines, de féculents. La verdure est indispensable, elle stimule la ponte et donne une belle couleur naturelle au jaune. Une ration de blé – 40 g par jour acheté dans les animaleries ou en vrac dans les magasins spécialisés – doit être associée aux restes de vos repas : les épluchures, les feuilles de salade défraîchies, la couenne de jambon raviront vos poules. Au début du siècle, avant l'invasion des divers produits chimiques dans l'agriculture et l'alimentation des animaux de ferme, il était courant d'utiliser pour la ration des poules pondeuses le mélange suivant :

Petites pommes de terre cuites : 650 g
Tourteau de colza : 300 g
Viande séchée ou reste de viande : 50 g

Il existe aussi des granulés tout prêts mais leur composition laisse perplexe car en partie chimique. Mieux vaut donc opter pour des préparations simples que nous venons de mentionner même si les rendements sont moindres.

Surtout, n'oubliez pas de leur proposer de l'eau bien propre et en quantité suffisante.

Assurer une bonne hygiène du poulailler

Il existe des poulaillers tout prêts pour les élevages amateurs qui sont très fonctionnels. Vous pouvez également, si vous avez des talents de bricoleur, le construire vous-même.

Le poulailler nécessite un bon entretien, avec un peu de paille ou de litière, et un espace de promenade suffisant.

Il est toujours indispensable d'acheter ses poules dans un élevage sain non parasité ou infecté et ne pas hésiter à demander conseil à un vétérinaire.

Par expérience personnelle, un élevage de poules réussi est facile à réaliser. Mais n'achetez pas trop de poules, deux ou trois suffisent généralement amplement ; à l'inverse, n'en achetez pas qu'une. Si vous laissez une poule seule dans un poulailler, elle risque de devenir rapidement neurasthénique.

14

Corps gras

Il en existe de multiples sortes. Leur intérêt nutritionnel est variable, mais tous ont la caractéristique d'être fort caloriques : 1 g de lipide = 9 kcal ; 1 g de glucide (sucré) = 4 kcal ; 1 g de protéine = 4 kcal.

Tous les corps gras, qu'ils soient d'origine animale ou végétale, se différencient entre eux par leur teneur en composants appelés acides gras. Il en existe de plusieurs types.

Les acides gras saturés. Ce sont ceux qui ont la plus mauvaise réputation car favorisant, lorsqu'ils sont consommés en excès, l'apparition des maladies cardiaques et vasculaires. En fait, il existe des sous-groupes parmi ces acides gras et tous n'ont pas les mêmes effets sur la santé. Les acides gras saturés se rencontrent essentiellement dans les graisses d'origine animale (beurre, charcuterie). On en trouve aussi dans des corps gras végétaux, essentiellement l'huile de palme et l'huile de coprah, qui sont très largement utilisés dans de nombreuses préparations culinaires et divers biscuits, gâteaux, pâtes feuilletées, compte tenu de leur faible coût.

Les acides gras mono-insaturés. Ils sont considérés comme intéressants pour la protection du cœur et des vaisseaux. On en rencontre essentiellement dans l'huile d'olive ; ils sont également présents dans la graisse de canard mais associés à des acides gras saturés pour moitié.

Les acides gras polyinsaturés. Ils se divisent en deux catégories : les acides gras de type oméga 6 que l'on trouve essentiellement dans l'huile de tournesol, de maïs, de pépins de raisin et les acides gras oméga 3 présents dans l'huile de colza, l'huile de noix et les poissons dits gras (saumons, maquereaux, sardines, thon, harengs). Pour la santé, il est nécessaire d'avoir un bon équilibre entre les acides gras oméga 6 et oméga 3. Le rapport devrait être idéalement de 5 ; or il est souvent supérieur à 15, ce qui a des effets négatifs pour la santé. On cherche donc à réduire l'apport des oméga 6 par rapport aux oméga 3 en augmentant la portion d'acides gras oméga 3.

Les acides gras trans. Ils sont soit issus de procédés industriels (transformation par hydrogénation des acides gras polyinsaturés), soit naturellement présents (formation dans l'estomac des ruminants, puis migration dans les tissus gras de ces animaux). Seuls les acides gras trans d'origine industrielle semblent avoir des effets délétères, autant que l'excès de consommation des acides gras saturés. On en trouve dans les margarines (voir *infra*) et différents produits comme les biscuits et viennoiseries. Il est indispensable que leur consommation en soit réduite. Il est nécessaire d'être vigilant, d'éviter ces produits, surtout dans la tranche d'âge allant 6 à 12 ans car ce sont les enfants qui sont le plus exposés à la consommation de biscuits et assimilés, notamment lors des goûters en rentrant de l'école. L'étiquetage des produits actuels ne mentionne pas nécessairement la présence de ces acides gras trans, les « *transfat* » comme les appellent les américains.

LES MATIÈRES GRASSES D'ORIGINE ANIMALE

Le beurre

Il est issu du barattage de la crème et contient des corps gras (82 %), essentiellement des acides gras saturés, ainsi que du cholestérol (apport calorique 750 kcal pour 100 g). On trouve aussi des vitamines A et D. La couleur du beurre est due au bêta-carotène. Le beurre, en principe, ne contient pas d'additifs, mais un colorant (la caroténoïde, E 160 A) peut y être ajouté. Le beurre demi-sel contient 5 g de sel pour 100 g de beurre et le beurre salé 10 g de sel pour 100 g de beurre. Les beurres allégés contiennent moins de matières grasses, plus d'eau, d'air ou de matières neutres. Ils peuvent être additionnés de vitamine A ou E.

Notre conseil : compte tenu de sa valeur calorique, le beurre doit être consommé en petite proportion : environ 10 g par jour (10 g = 1 plaquette de beurre type restaurant). L'impact sur l'organisme des corps gras est moins important lorsqu'ils sont consommés le matin, au petit déjeuner. On peut aussi en prendre cru pour assaisonner par exemple les légumes. Il est fort déconseillé de consommer du beurre cuit compte tenu de son point critique qui est bas ; chauffé il devient vite toxique.

Température critique de différents corps gras

Corps gras	Température critique
Beurre	120° C
Margarine	140° à 160° C (dépend des marques et de la composition)
Végétaline	180° C

Huile d'arachide	180° C
Huile de tournesol	Sup. à 180° C
Huile d'olive	Sup. à 1180° C

Au-delà de ces températures, il se forme à partir des corps gras chauffés des composés toxiques.

Le beurre demi-sel ou salé fait partie des traditions de consommation des habitants de l'ouest de la France, il doit être pris avec parcimonie.

La crème

Elle est issue du lait et contient au moins 30 g de matière grasse pour 100 g (sa valeur calorique est d'environ 350 kcal pour 100 g), mais il existe des crèmes allégées dont le pourcentage de matière grasse est compris entre 15 et 30 %. Ces corps gras contiennent des vitamines A et D.

Notre conseil : les crèmes ont une valeur calorique relativement modérée par rapport aux autres corps gras, on peut tout à fait les utiliser en quantité raisonnable dans la cuisine. Vous pouvez alléger vous-même la crème en la mélangeant à un peu d'eau et en fouettant bien.

Parmi les autres corps gras d'origine animale, il y a le saindoux et le lard provenant du porc, les graisses de volailles, canards et oies. Tous ces corps gras sont parfois utilisés dans la cuisine, en fonction des traditions culinaires. Il faut bien sûr les prendre en petite quantité, occasionnellement.

Les graisses d'origine végétale de table

Les huiles végétales

Elles sont toutes caloriques, ce sont même les corps gras les plus caloriques (900 kcal pour 100 g, 10 g = 1 cuillère à soupe). Elles contiennent différents types d'acides gras (acides gras mono-insaturés et polyinsaturés) dont nous venons d'énoncer les bienfaits pour la santé et de la vitamine E dans des proportions variables (rôle protecteur des cellules de l'organisme).

Les huiles de table sont issues soit de fruits (olives, noix, noisettes), soit de graines oléagineuses (tournesol, colza, maïs). Les premières peuvent êtres extraites par simple pression mécanique, elles sont alors appelées « huiles de première pression à froid », « vierges ».

Les huiles provenant des graines d'oléagineux subissent un certain nombre de transformations pour être consommables. Elles sont tout d'abord pressées et chauffées. On en extrait une huile de pression. Le résidu est transformé pour en extraire encore de l'huile. On utilise des solvants (hexane) et on obtient une huile par extraction. Le résidu final des graines, pressé, chauffé et soumis aux solvants, est appelé le tourteau, il est riche en protéines et pauvre en huile (2 %). On le donne au bétail, ce qui représente pour lui une source alimentaire de protéines. L'huile de pression des graines mélangée à l'huile obtenue par extraction est ensuite raffinée. Le raffinage a pour but d'enlever les différentes impuretés naturelles mais aussi chimiques contaminantes comme les pesticides et les métaux lourds. Ce raffinage correspond donc à une purification et permet de stabiliser le goût. Pour ces huiles de raffinage, certains mettent en cause le procédé d'extraction lié à l'utilisation de l'hexane comme solvant, d'où la recommandation de plus en plus souvent émise de ne consommer que de l'huile obtenue dans la première partie de la transformation par pression. Dans de nombreuses boutiques, il est possible de ne choisir que celles issues de pression, cela est indiqué sur l'étiquette.

Il existe aussi les huiles de palme et de coprah qui ne sont pas des huiles végétales de table d'assaisonnement. Elles sont appelées huiles mais sont solides. On en trouve dans de très nombreux produits : biscuits et assimilés, gâteaux, diverses confiseries, pâtes feuilletées et plats préparés prêts à consommer. D'un coût peu élevé, elles assurent l'onctuosité et un certain poids à ces denrées, mais elles n'ont aucun intérêt sur le plan nutritionnel, au contraire. Elles contiennent des acides gras saturés qui élèvent le taux de cholestérol dans le sang si elles sont consommées en excès.

Notre conseil : choisir les huiles de première pression à froid et vierge pour l'huile d'olive, que l'on trouve facilement. Le premier producteur d'huile d'olive est l'Espagne ; il existe aussi des huiles AOC françaises, plus onéreuses, de grande valeur gustative. La différence entre les huiles d'olive courantes et les autres tient au terroir et au moment de la cueillette. Il faut cueillir les olives qui ont le même degré de maturité, ce qui n'est pas toujours réalisé pour les huiles courantes.

Les huiles les meilleures pour la santé sont les huiles de colza et de noix car riches en acides gras oméga 3, mais elles sont sensibles à la chaleur : ce sont des huiles d'assaisonnement. L'huile d'olive a des vertus santé, est goûteuse et peut servir d'assaisonnement et en cuisine, tout comme les huiles riches en acides gras oméga 6 (de tournesol, de maïs, de pépins de raisin et d'arachide). Mais, pour ces dernières, il faut en limiter la consommation pour rééquilibrer la balance par rapport à celles contenant des acides gras oméga 3.

Les mélanges d'huiles du commerce tout prêts ont un intérêt variable selon leur composition. Le conseil est donc de choisir :

• comme huile d'assaisonnement : 1/2 huile de colza, 1/2 huile d'olive ou huile de noix seule ou huile d'olive seule ;
• comme huile de cuisine : huile d'olive (si le goût n'est pas apprécié, huile de tournesol).

Les margarines

Leur intérêt nutritionnel est très variable de l'une à l'autre. À l'origine, les margarines étaient composées de graisses animales (saindoux, c'était le beurre des pauvres), puis des huiles végétales comme celle de tournesol les ont remplacées. Actuellement, les margarines sont d'origine végétale avec un certain nombre d'ajouts. Sur le plan nutritionnel, leur intérêt avancé est leur concentration en acides gras polyinsaturés et en vitamine E, considérée comme la panacée. Analysons de plus près ce qu'il en est réellement.

Certaines margarines sont issues d'un procédé dit d'hydrogénation : une partie des acides gras polyinsaturés se transforment en acides gras trans et la texture liquide devient solide. Ces produits peuvent être nocifs si on en consomme trop (ils font notamment grimper le taux de cholestérol dans le sang). Il existe néanmoins de plus en plus de margarines de meilleure qualité issues non pas d'hydrogénation mais d'un procédé dit de fractionnement ; elles sont aussi beaucoup plus chères.

Par ailleurs, dans certaines margarines, divers produits sont ajoutés comme les phytostérols. Ce sont des composés décrits comme limitant l'absorption du cholestérol d'origine alimentaire par le tube digestif. Pour être efficace, il faut en consommer des quantités relativement importantes. Ainsi, une célèbre marque a récemment été vendue bien au-delà de sa valeur marchande – bien que le montant exact de la transaction n'ait pas été divulguée – car le marketing avait réussi le tour de force de faire croire que consommer plus de gras – leurs produits – était bon pour la santé ; toutes les margarines sont en effet des corps gras qui apportent beaucoup de calories. Par ailleurs, on n'a pas suffisamment de recul pour connaître les effets sur les moyen et long termes d'un apport important en phytostérol sur l'organisme, car ces substances ne sont naturellement présentes dans la nature qu'en petite quantité (huiles végétales, graines). On soupçonne même ces phytostérols, s'ils sont fortement consommés, de pouvoir limiter la concentration en antioxydants circulants qui sont nécessaires à lutter contre le vieillissement des cellules.

On observe d'autres types d'enrichissement dans certaines d'entre elles comme les acides gras oméga 3, ce qui n'est pas négatif en soi, en revanche la présence d'additifs est moins judicieuse. Ce qui a fait leur succès est leur consistance semi-dure qui facilite le tartinage. Depuis, ont fleuri de nombreuses variétés qui ne sont plus que de simples pâtes à tartiner, et qui peuvent être utilisées pour la cuisson.

Notre conseil : le choix des margarines n'est pas aisé car la teneur en acides gras trans n'est actuellement pas obligatoirement mentionnée. Quant aux margarines enrichies en phytostérols, elles ont un intérêt nutritionnel anticholestérol que nous n'estimons pas suffisamment convaincant (apport en produits gras et effets secondaires insuffisamment évalués).

Principales huiles végétales (table, cuisine) et leurs caractéristiques							
Huile	**AG Oméga 3**	**AG Oméga 6**	**AG Mono-insaturé**	**Résistance à la chaleur**	**Aspect gustatif**	**Coût (– : peu élevé + : plus élevé)**	**Protection santé**
H colza	+			-	-	-	++
H noix	+			-	+	+	++
H soja*	+			-	±	±	
H olive			+	+	+	±	++
H tournesol		+		+	±	-	+**
H maïs, pépins de raisin		+		+	+	±	+**
H arachide		+ (+ AG saturé)		+	±	-	

* Faible assimilation des acides gras en oméga 3 issus des huiles de soja.
** Si consommation moderée.
Les mélanges d'huiles du commerce tout prêts ont un intérêt variable selon leur composition. Choisir de préference les huiles de pression.

15

Céréales et produits dérivés ; légumes secs

La caractéristique des produits issus de ce groupe d'aliments est la présence d'amidon, un glucide complexe qui, lorsqu'il est complètement dégradé, est transformé en glucose. Ces aliments contiennent également des protéines et des vitamines, essentiellement celles du groupe B (sauf la B_{12}), des minéraux comme du potassium, du magnésium, ainsi que des fibres. Leur consommation participe au bon équilibre nutritionnel et on considère qu'elle devrait être renforcée dans les sociétés occidentales, du moins à l'état « brut », or actuellement les céréales proposées sont souvent fort dénaturées par divers procédés.

Les céréales

Les céréales en tant que telles sont à conseiller sur le plan nutritionnel. Elles sont représentées par des graminées bien connus comme le blé, le seigle, l'avoine, l'orge mais aussi par le maïs, le riz et le sarrasin.

L'amidon est l'élément de réserve pour ces graines. Elles contiennent aussi des protéines mais ne couvrent pas l'ensemble des besoins en acides aminés de l'organisme (déficit en lysine). Un des intérêts nutritionnels des céréales comme d'ailleurs des légumes secs, dans leur forme initiale, est leur faible teneur en lipides. Les multiples transformations industrielles qu'elles subissent ensuite déprécient beaucoup cette qualité : appauvrissement en fibres, ajout de sucre ou de matière grasse. Le mot céréales porte actuellement à confusion puisque, par exemple, les céréales du petit déjeuner n'ont plus rien à voir avec le produit d'origine.

Les dérivés des céréales

Le pain

Le pain est le principal dérivé des céréales. La saga du pain mérite d'être contée tant elle est pittoresque. Il est aisé de faire un bon pain avec un peu de farine, d'eau, de sel, de levain suivi d'un pétrissage vigoureux et d'une bonne cuisson.

Ce produit si naturel fut pourtant voué aux gémonies vers les années 1970. Le pain blanc fut décrié car accusé d'entraîner l'apparition de diverses maladies ou maux. On l'accusa par exemple de favoriser l'apparition des cancers intestinaux. Cette action était liée, pensait-on, à la réduction de la durée du transit intestinal des aliments provoquée par le pain blanc raffiné et pauvre en fibres. Ce n'est que depuis peu que le pain est réhabilité sur le plan nutritionnel selon les variétés mais la méfiance qu'il a suscitée ne date pas de cette période.

Le prix du pain n'a cessé de baisser au cours des siècles puisqu'il fallait au XVIIIe siècle environ deux heures trente de travail pour pouvoir acheter 1 kilo de blé contre sept minutes en 1970 et une minute de nos jours. Remontons un peu dans le temps pour analyser les peurs et rumeurs que le pain a suscitées. À l'ère de l'industrialisation et du début de sa consommation de masse au XIXe siècle, apparurent de multiples procédés de falsification pour diminuer les coûts de production de différents produits alimentaires ; cela ne concernait pas que le pain, mais il n'y échappa pas. La farine par exemple était mélangée à du salpêtre, le plâtre au sel, le suif servait à colorer le chocolat... ! La prise de conscience de ces fraudes fut progressive mais inquiéta l'opinion alors qu'on venait juste d'identifier et de réussir à se débarrasser de l'ergot de seigle dans le pain, un micro-organisme qui provoquait de graves troubles du système nerveux. La peur de consommer du pain était fondée, mais il fallait bien manger...

Le type de pain consommé a eu historiquement une grande importance. Le pain blanc, autrefois cher, était un marqueur social affirmé. Il était réservé aux couches supérieures, le pain noir étant consommé par le peuple qui ne pouvait en acheter d'autre. Actuellement les attirances vers les différents types de pain se sont bien modifiées.

Au milieu du XVIIe siècle, un scandale éclata. Il fut possible d'acheter du pain pour le consommer ailleurs que dans les boulangeries, car les taverniers ou plus exactement les cabaretiers se mirent à vendre du pain au levain. Leur tort fut de ne pas se fournir auprès des boulangers mais des fabricants en gros, des « grossistes » de l'époque. La profession des boulangers réagit très violemment et, pour se défendre, les cabaretiers firent courir la rumeur que le pain des boulangers était mauvais pour la santé. Une forte polémique s'en suivit et la Faculté de médecine de Paris fut sollicitée pour donner son avis. Ainsi, comme le constate l'historienne Madeleine Ferrières, « ce qui n'était qu'une affaire banale de corporatisme se disputant des parts de marché devient une sérieuse crise sanitaire ».

Aujourd'hui, on loue les vertus nutritionnelles du pain grâce à sa concentration en vitamines du groupe B, en divers minéraux, en fibres et en protéines. Sa faible teneur en matière grasse est également mise en avant. Malgré cela, il est accusé depuis peu de provoquer des allergies et des troubles intestinaux par la présence de gluten. Le gluten est une protéine que l'on trouve dans le blé, le seigle, l'orge et l'avoine ; les autres céréales comme le riz, le maïs et le sarrasin en sont exemptes. Le rejet du pain par certains, à cause de la présence du gluten, doit être intégré dans les perspectives d'une nouvelle mode qui, comme souvent, a un début de substrat scientifique puisqu'il existe de véritables intolérances au gluten caractérisant la maladie cœliaque. Cette maladie qui se manifeste essentiellement par des diarrhées ne touche néanmoins qu'un nombre très réduit de personnes, même si des formes *a minima* ne sont pas toujours détectées. Il n'est pas judicieux et raisonnable de bannir pour tous la consommation de pain comme le suggèrent les anti-pain (à cause du gluten) qui sont aussi souvent des anti-lait (à cause du lactose qu'il contient) !

Le vrai problème actuel n'est pas le pain en soi mais le nombre d'additifs et de produits chimiques ajoutés dans certains d'entre eux, notamment dans la baguette blanche, « le pain courant français », et certains pains emballés, comme ceux de mie. Ils posent de surcroît des problèmes sur les plans nutritionnel et de santé, à cause de l'ajout de matière grasse pour nombre d'entre eux afin de leur donner de l'onctuosité, alors qu'un des intérêts principaux du pain – que nous avons souligné – est justement l'absence de lipide. Pour éviter d'absorber des pains inutilement bourrés d'additifs, il faut bien se renseigner auprès de son boulanger et bien lire les étiquettes des produits emballés (lipides = graisses et présence d'additifs = lettre E...).

Il est de nos jours possible de produire soi-même son pain de façon très simple, grâce aux nouvelles machines à pain qui sont extraordinairement aisées d'emploi. Il faut bien choisir ses farines : de bonnes marques existent, pas nécessairement bio car le développement des mycotoxines dans les céréales bio est un problème non résolu (la présence de mycotoxines ne concerne pas que les produits bio).

> Notre conseil : l'apparition récente de machines à pain permet d'avoir un meilleur contrôle sur ce que l'on consomme. Il est aujourd'hui extrêmement facile de faire soi-même son pain grâce à des machines bien conçues. Il importe néanmoins de choisir des farines de bonne qualité et entières.
>
> Vous veillerez à ne pas ajouter trop de sel lors de la fabrication. Il est très présent dans le pain, c'est même l'une des principales sources d'apport en sel dans l'alimentation ; pourquoi ne pas le remplacer par des épices diverses comme la cannelle, et y adjoindre des graines de lin riches en acide gras oméga **3** utiles pour préserver votre santé ?

Autres produits dérivés de la farine

Les biscottes. Elles se rapprochent du pain par leur fabrication initiale, puis elles subissent un séchage poussé. Au cours de leur élaboration, un certain nombre d'éléments sont ajoutés ; aussi, à poids égal, elles sont parfois plus grasses (de plus, les corps gras ajoutés sont souvent de médiocre qualité nutritionnelle) et plus sucrées, donc plus caloriques que certains pains ! L'avantage de leur consommation, s'il y en a un par rapport au pain, dans le cadre d'une alimentation contrôlée, est que la présence d'air allège la matière et que deux biscottes pèsent bien moins que deux tranches de pain.

Les gâteaux, biscuits, viennoiseries. Ils sont souvent riches, voire très riches, en matière grasse (beurre ou acides gras trans ou matière grasse végétale à type d'huile de palme et de coprah) et en sucre. De nombreux additifs sont également présents sous forme de colorants, sirop de glucose. Sur le plan calorique, leur valeur globale est élevée, même si la teneur de tous ces éléments est actuellement plus contrôlée. À l'unité, un biscuit peut ne pas représenter nécessairement une forte valeur calorique, mais il n'est pas toujours facile de contrôler les apports, notamment pour les enfants ; si un biscuit représente 20 à 50 kcal à l'unité, pour un goûter, avec trois ou quatre, on peut arriver facilement à 150 kcal.

> Notre conseil : modérer la consommation de tous les biscuits, madeleines, viennoiseries artisanales ou industrielles, même s'il existe des différences de qualité entre eux.
>
> Ils ne devraient être achetés qu'occasionnellement car, lorsqu'ils sont présents dans le placard, la tentation est grande de les consommer.

Les céréales du petit déjeuner. Malgré tous les efforts faits par le marketing pour montrer l'intérêt qu'il y aurait à en consommer, et notamment pour mieux contrôler son poids, il faut savoir qu'elles apportent toutes une moyenne de 320 kcal pour 100 g ; il n'y en a pas de spéciales qui fassent maigrir. Cette charge calorique n'est pas négligeable, sauf si la consommation habituelle correspond à un bol d'environ 30 g, soit 100 kcal, ce qui est raisonnable.

Ces céréales extrudées, broyées, soufflées, transformées par de multiples opérations industrielles, n'ont plus de céréales que le nom. Les procédés de transformation les ont appauvries en protéines et en vitamines, et le chauffage intense peut entraîner l'apparition de certains composés dont il faut éviter la surconsommation (acrylamide, voir chapitre 24). Y sont ajoutés pour nombre d'entre elles du gras, du sucre en proportion variable et des additifs. La publicité vante l'ajout de vitamines, minéraux et oligo-éléments comme le fer, mais ces produits ajoutés sont peu assimilés. Il s'agit surtout d'un argument marketing de vente ; cependant, l'innocuité de ces ajouts n'est pas démontrée (vitamines synthétiques souvent d'origine chinoise). La présence de sel dans ces céréales du petit déjeuner, en plus du sucre et des matières grasses, en limite aussi l'intérêt nutritionnel. Un autre de leurs inconvénients est, notamment pour les enfants, qu'elles sont très rapidement absorbées, à une période où l'on fait tout pour les inciter et les éduquer à manger plus lentement. Le point positif est que, pour les enfants qui ont tendance à ne pas vouloir prendre leur petit déjeuner, il s'agit d'un produit assez facile à faire accepter qui assure également un apport en lait.

Notre conseil : les céréales du petit déjeuner sont un substitut du pain et du petit déjeuner à la française parfois utilisables pour les enfants qui ont une faible appétence le matin. Il ne faut pas en abuser.

Les autres dérivés des céréales : pâtes, semoule. Il existe de multiples dérivés des céréales et notamment du blé : boulgour, semoule, pâtes. La composition de tous ces produits est variable mais on retrouve sur le plan nutritionnel l'intérêt des protéines, des vitamines du groupe B et de l'amidon. Ces produits doivent faire partie de l'alimentation sans pour autant être surconsommés compte tenu de leur apport calorique. Dans les recommandations du Plan nutrition national santé, on propose d'augmenter ces rations. Néanmoins une observation plus poussée montre que les catégories sociales plus défavorisées consomment trop de certains de ces composés comme les pâtes et de plus souvent arrosées de sodas ! Les autres céréales telles que le riz ou le maïs sont à prendre régulièrement en quantité modérée.

> Notre conseil : les différentes céréales et leurs dérivés sont à consommer plutôt entiers avec des fibres naturellement présentes ou ajoutées (riz entier, pâtes entières).
>
> Consommées en petite quantité le midi, elles évitent bien souvent les fringales de fin d'après-midi.

Les légumes secs

Les légumes secs sont représentés par les graines des légumineuses : petits pois, lentilles, haricots blancs, pois chiches, fèves... Elles apportent de l'amidon, des protéines qui sont déficientes dans certains acides aminés (la méthionine et la cystéine, mais la lysine est présente) ; aussi peut-on les associer judicieusement avec les céréales (pauvres en lysine). Ce mélange constitue la base de l'alimentation de bien des pays pauvres qui ont peu accès aux protéines animales pour des raisons de coût. Le légumes secs sont également riches en fibres alimentaires, en vitamine B et surtout en minéraux : calcium, potassium, magnésium, si utiles. La consommation de légumes secs doit être encouragée mais il faut savoir correctement les préparer ; ils peuvent en effet provoquer des flatulences à cause de la présence de certains sucres peu digestibles. Le meilleur moyen est de les solubiliser par un trempage de douze heures dans de l'eau avant de les cuire. Il est aussi possible d'en acheter des précuits. Les produits bio sont globalement plus intéressants que les autres, bien que les graines enveloppées dans des cosses protectrices les protègent en partie des produits phytosanitaires.

Notre conseil : augmenter la consommation des légumes secs, bien les préparer, bien les cuisiner pour votre santé. Choisissez-les plutôt bio.

Les tubercules

Les pommes de terre, topinambours, et autres ne sont pas des légumes secs mais peuvent y être assimilés compte tenu de leur richesse en amidon. On appelait autrefois la pomme de terre la fécule. Sur le plan nutritionnel, le mode de préparation influe beaucoup sur l'intérêt santé. Ainsi, les frites issues de pommes de terre plongées dans des corps gras et salés n'ont plus rien à voir avec le produit d'origine et correspondent à des produits gras et salés dont la consommation doit être réduite. En revanche, les pommes de terre dites en robe des champs, telles quelles ou avec très peu de matière grasse sont intéressantes, tout comme la purée faite maison. Les produits déjà tout prêts, flocons déshydratés, faciles à préparer ont un intérêt variable en fonction des éléments ajoutés (graisse, sel, additifs).

La pomme de terre, si consommée de nos jours, a eu du mal à s'imposer. Elle fut introduite tardivement en Europe, rapportée d'Amérique à l'époque de Christophe Colomb par les conquistadors du XVIe siècle. Qu'est-ce que la pomme de terre sur le plan botanique ? Un tubercule poussant en terre. Par ce simple fait, elle était considérée, lors de son arrivée en Europe, comme un produit inférieur. Tous les éléments issus du sol, de la terre, étaient perçus comme « humides » et favorisant le « flegme », contrairement aux fruits et aux légumes aériens qui, eux, étaient nobles puisque se développant dans les airs. De plus, on croyait voir dans la pomme de terre quelque ressemblance avec la mandragore, la plante de la sorcellerie par excellence.

La pomme de terre fut étudiée par des botanistes et des médecins de l'époque, mais les essais de consommation de cette plante mangée crue à son début se révélèrent catastrophiques. Ils montrèrent une toxicité liée à la présence d'une substance identifiée plus tard et appelée la solanine, un alcaloïde (glucoalcaloïde). Le feuillage donné au bétail provoqua également des accidents. Aussi fallut-il beaucoup de temps pour s'apercevoir que, cuite, elle ne développait pas les mêmes effets. Elle finit par être donnée un peu par hasard, sous cette forme cuite, aux cochons, des omnivores comme les humains.

Il fallut encore attendre pour que des scientifiques, comme le pharmacien Parmentier, préconisèrent sa consommation pour l'homme, car ils étaient nombreux à l'époque à se demander s'il était judicieux d'absorber un aliment dévolu aux porcs !

On chercha habilement à accentuer son caractère comestible par le terme « pomme » auquel on accola « de terre ». Les agronomes furent également chargés de mettre au point de nouvelles espèces, différentes de celles données aux animaux, donc mangeables par les hommes. Les aristocrates se firent même un devoir d'en faire la promotion pour le bien du peuple, sans toutefois en prendre eux-mêmes !

La Faculté de médecine, à la fin du XVIIIe siècle, finit par décréter la pomme de terre comme « bonne et saine... et même très utile ». Sa consommation ne prit néanmoins réellement de l'ampleur qu'au XIXe siècle. On s'aperçut en effet à cette période que la culture en était simple et que, même sur des terrains pauvres, des rendements satisfaisants étaient assurés, ce qui était loin d'être le cas pour les céréales dont les récoltes étaient fortement soumises aux aléas climatiques. Fort nourrissante par la fécule (amidon) qu'elle contient, elle permit à partir de cette époque d'éviter les disettes si fréquentes au cours de l'histoire de l'Europe. La pomme de terre sauva la France et l'Europe de la faim et son succès devint, dès lors, foudroyant, d'autant qu'à cette époque on s'aperçut qu'elle était plus goûteuse en y ajoutant des corps gras.

Notre conseil : consommez des pommes de terre, mais le plus naturellement possible, avec le moins d'ajout de matière grasse mais plutôt avec des sauces tomates maison ou des jus à l'eau. Elles sont très faciles à cultiver dans les jardins potagers.

16

Fruits et légumes

Les fruits et légumes frais ont la réputation non usurpée d'avoir une forte concentration en de nombreuses vitamines, essentiellement de la vitamine C et une provitamine A (bêta-carotène) qui caractérise les fruits colorés, du jaune au rouge. Ce bêta-carotène est également présent dans les légumes verts mais est masqué par la chlorophylle. Les fruits et légumes contiennent aussi des vitamines du groupe B, notamment la B_9 (folate). Les vitamines sont sensibles à la chaleur et à la lumière, surtout la vitamine C et une partie des vitamines B dont la B_9. Les minéraux sont présents comme le calcium et pour certains d'entre eux le fer, mais ces deux éléments sont mal assimilés. Le potassium, également présent, ainsi que le magnésium sont en revanche bien assimilés. Le potassium permet de lutter contre l'acidification du corps. L'intérêt nutritionnel des fruits et légumes réside aussi dans le fait qu'ils ont une faible concentration en sodium (sel) et sont riches en eau ; de plus, les polyphénols présents sont des éléments protecteurs pour la santé. Selon une récente étude, ceux qui en ont les plus fortes concentrations sont la fraise, l'artichaut et le raisin. Tous les végétaux contiennent des polyphénols mais en proportion variable.

Tous les fruits et légumes n'ont pas été facilement acceptés au cours de l'histoire. Prenons l'exemple de la tomate ; il s'agit d'un légume – en fait, une espèce de fruit charnu – qui a fait l'objet de bien des peurs et rumeurs. Elle fut cultivée à l'origine par les Aztèques, et les Européens ne la découvrirent, comme la pomme de terre, qu'à partir du XVIe siècle ; il ne s'agit donc pas d'un produit ancré dans le patrimoine culinaire ancien des pays méditerranéens, même si elle s'acclimata fort bien. Elle ne fut au début en Europe juste bonne que pour les jardins d'ornement, sa couleur rouge flamboyante était appréciée pour ses qualités décoratives. Deux siècles furent nécessaires avant de se décider à la goûter ! On raconte que le premier qui s'y risqua la fit bouillir de longues heures... et fut considéré comme un fou héroïque. En France, on l'appela « pomme d'amour », *love apple* en Angleterre et *liebesapfel* en allemand ; il faut dire que son éclat rouge ne cessait d'intriguer et on lui prêta même un pouvoir aphrodisiaque. Il n'en fallait pas plus pour qu'elle soit considérée avec la plus grande prudence, notamment par l'Église qui se demandait si elle n'incarnait pas un autre fruit défendu du jardin d'Éden. Avec toutes ces rumeurs, la tomate mit beaucoup de temps à s'imposer, d'autant que des médecins, comme le Dr Henri Leclerc, écrivait encore au milieu du XXe siècle à propos de la tomate : « fruit très suspect (...), redoutable et mystérieux ». Les amateurs de tomate fraîche, cuite et de sauce tomate apprécieront ! De nos jours, sa consommation est au contraire recommandée dans le cadre d'un bon équilibre alimentaire pour son apport en minéraux, vitamines et fibres et en un de ses composés, le lycopène. Celui-ci a des vertus médicinales permettant de lutter contre la dégradation des cellules de l'organisme et, grâce à lui, la tomate est même considérée comme un aliment protégeant des cancers, notamment celui de la prostate qui est devenu le premier cancer chez l'homme.

Plus de 100 millions de tonnes de tomates sont produites et consommées chaque année dans le monde.

Revenons aux fruits et légumes frais. On conseille d'en prendre cinq par jour (une notion reprise aux Américains qui l'avaient émise dans les années 1990), mais ce type de conseils est à nuancer. Les Inuits du Groenland, eux, n'en consomment pratiquement jamais et s'en portent très bien. Par ailleurs, si les légumes de pleine terre cultivés sans pesticide chimique ou avec des quantités raisonnables de produits phytosanitaires sont des produits bons pour la santé, il en va autrement pour tous ceux qui subissent des traitements intempestifs. Nous avons vu que 50 % des fruits et légumes contiennent des résidus de produits type pesticides, dont 6 à 9 % dans des limites au-dessus des doses légales admissibles. Aussi les fruits et légumes contenant le plus de produits chimiques sont-ils ceux qui ne sont pas protégés par une peau suffisamment épaisse : les fraises, par exemple, mais aussi les framboises, les carottes, les navets, les tomates sont des produits qu'il vaut mieux choisir bio. Cependant, les nouveaux produits phytosanitaires ont malheureusement la capacité d'intégrer puis de se fixer efficacement dans la plante, à l'inverse des anciens produits qu'il fallait pulvériser régulièrement car ils étaient éliminés lors des pluies.

Par ailleurs, de tous les nombreux végétaux, comme les tomates, ne sont plus nécessairement cultivés en pleine terre mais baignés dans des solutions nutritives sur du plastique, puis plongés dans des bains de chlore pour leur donner un meilleur aspect et éviter la présence de différents germes. Le stockage se fait ensuite dans des atmosphères saturées en gaz d'éthylène. Des fruits comme les oranges sont cirés afin de leur donner un aspect luisant ; et, même si ce procédé n'est pas autorisé en France, il est interdit d'interdire leur importation. Enfin, pour éviter que les fruits et légumes ne pourrissent trop vite, d'autres produits peuvent également être pulvérisés comme des solutions à base de benzène. Les fruits et légumes apparaissent comme parfaits afin de stimuler la vente, et le prix à payer pour cette apparence est exorbitant en terme de santé.

Bien sûr, tous les fruits et légumes ne subissent pas nécessairement ces transformations indétectables par nos sens. Il existe de nombreux agriculteurs qui font un usage modéré des traitements phytosanitaires qui sont parfois nécessaires pour combattre les parasites et différentes maladies. Les producteurs bio utilisent par définition les produits les moins dangereux. Consommer les fruits de saison permet aussi de limiter le temps de stockage et évite les méthodes de conservation où la croissance cellulaire est annihilée par des gaz et la température à 0° C. Les fruits dits de contre-saison, c'est-à-dire consommés hors des saisons naturelles comme les cerises à Noël et les fraises également en hiver, proviennent d'autres contrées dont les méthodes de culture ne sont pas toujours aussi bien contrôlées qu'en Europe.

Vous pouvez constater que les fruits et légumes actuels sont de moins en moins goûteux puisque cueillis tout simplement peu mûrs ; cela facilite le transport et la maturation se fait en partie au cours du transport puis à l'étal et enfin à domicile. Mais cette maturation n'est qu'un ramollissement du fruit, sans aucun rapport avec la pleine expression qu'ils peuvent connaître lorsqu'ils sont cueillis à quasi-maturité. D'où l'intérêt des circuits courts : de plus en plus d'agriculteurs proches des grandes agglomérations apportent des paniers de fruits et légumes à domicile. Ainsi, en passant directement du producteur au consommateur, il est plus facile d'avoir de beaux fruits en toute saison. Enfin, la meilleure façon de préserver la valeur nutritive en vitamines des fruits et des légumes est de les consommer le plus possible crus. Si vous les cuisez, la cuisson idéale est celle à la vapeur ou à l'étouffée, en les consommant *al dente*.

L'idéal est bien sûr de cultiver soi-même ses légumes et de planter quelques arbres fruitiers dans son jardin si vous en avez un, en veillant à les traiter le moins possible. Le problème des pesticides et produits phytosanitaires utilisés dans les jardins devient de plus en plus aigu car les doses à employer ne sont pas toujours explicites ; aussi la règle devrait-elle être d'utiliser uniquement des produits phytosanitaires bio pour votre jardin : purin d'ortie, etc.

En ce qui concerne les fruits secs (abricots, dattes, etc.), ne les achetez pas en vrac, mais emballés, et vérifiez qu'il n'y ait pas de sulfites (E 220 à 228) et autres dérivés pour les conserver, ni de matière grasse d'enrobage (MGV).

Notre conseil : choisir de préférence des fruits et légumes bio, surtout pour ceux dont on consomme la peau, ou se fournir chez des producteurs dont on connaît les méthodes de travail (circuit court) ; ne pas hésiter à demander des explications supplémentaires à votre marchand de fruits et légumes concernant l'origine de ce qu'il vous propose.

Toujours bien peler les fruits après les avoir lavés soigneusement (cela permet d'éliminer une partie des fongicides, pesticides, insecticides).

Les fruits et légumes surgelés ont à peu près la même valeur nutritive que les frais, ils sont faciles d'emploi et souvent coûtent moins cher.

Éviter tous les fruits au sirop en conserve qui contiennent de grandes quantités de sucre ajouté, différents arômes et conservateurs.

17

Les produits sucrés

Ce groupe comporte essentiellement des produits avec du sucre ajouté en dehors du miel.

Le sucre ajouté provient essentiellement du saccharose qui est issu de la betterave et de la canne à sucre. Il existe également de plus en plus de produits contenant du fructose et présenté comme un « sucre allégé » ; ce type de sucre est issu de l'hydrolyse de l'amidon des céréales et est très largement utilisé aux États-Unis. En Europe, il est de plus en plus présent dans diverses denrées et notamment les boissons, mais les betteraviers ont jusqu'ici réussi à maintenir l'utilisation de leur sucre.

Le sucre a fait l'objet lui aussi de bien des peurs et rumeurs. Grâce à l'analyse de l'évolution des pratiques alimentaires, on constate une modification dans le temps de l'accompagnement des mets ; ainsi, à l'engouement des épices dans l'Antiquité et au Moyen Âge succéda progressivement celui du sucre. Les plats sucrés, plus exactement sucrés-salés, étaient alors prisés

Historiquement, des peurs existèrent aussi concernant le sucre. Au début du XVIe siècle, le sucre était un produit de luxe par sa rareté et son coût. Il était même vendu par les apothicaires et avait quasiment un statut de médicament. Nostradamus, médecin montpelliérain, conseillait fortement sa consommation pour ses vertus sur la santé. N'oublions pas qu'à cette époque, beaucoup cherchaient à se nourrir selon les « humeurs[1] ». Nostradamus adhérait à cette théorie et le sucre était à ses yeux paré de vertus chaudes et humides, ce qui ne pouvait que faciliter la digestion. Face à lui un autre médecin, Paracelse, défendait la théorie des similitudes, en partant du principe que ce qui dans la nature ressemblait à un des éléments du corps humain pouvait le soigner, le sucre n'avait donc pas sa place. En fait, la polémique n'était pas – uniquement – d'ordre « scientifique » car l'un, Nostradamus, était catholique alors que l'autre, Paracelse, protestant. L'affrontement autour du sucre avait des accents religieux et politiques. Aussi surprenant que cela puisse paraître, marquer sa préférence pour le sucre allait jusqu'à montrer son attachement à la cause royale catholique. À travers le sucre, c'était une identité que l'on défendait ! Le prix du sucre tempérait néanmoins cette ardeur.

La consommation du sucre ne se démocratisa que tardivement. Le sucre commença à devenir financièrement plus abordable grâce à la découverte de la canne à sucre provenant de l'Amérique et des techniques de raffinage permettant son extraction. Un légume, une betterave, la « *castelnaudoori* », fut appréciée pour la « délicatesse de son goût » et donna après diverses pérégrinations la betterave sucrière dont est extrait l'essentiel du sucre que nous consommons de nos jours (l'envahissement du sirop de glucose et de fructose issu du blé ou du maïs par hydrolyse de l'amidon est récent).

Aujourd'hui, le sucre fait encore peur. Cette peur contemporaine est liée essentiellement à la crainte du

1. Sanguin, bilieux, nerveux, lymphatique étaient les quatre tempéraments répertoriés. Le choix adapté des aliments était supposé tempérer les humeurs dominantes.

risque de grossir, de l'apparition ou de l'aggravation d'un diabète. En fait, ce n'est bien évidemment pas le sucre en lui-même qui est nocif, mais son mode de consommation et son excès qui participent à des dérégulations métaboliques de l'organisme avec épuisement de la sécrétion d'insuline par le pancréas.

Il faut dire que la consommation de sucre a explosé en Occident et plus particulièrement en France. Il y a environ cent cinquante ans, on n'en consommait que 3,5 kg en moyenne par an et par habitant, alors que de nos jours, on est à 35 kg, soit dix fois plus. Cette consommation n'est pas directe (22 % du total consommé) mais indirecte (75 % dans les divers produits prêts à consommer, biscuits, boissons, etc.), le reste provenant des médicaments (enrobage des comprimés et sirops). Les conséquences sont évidentes sur le métabolisme humain. L'alternative au sucre proposée de nos jours – les édulcorants de type aspartame – n'est peut-être pas anodine comme nous l'avons vu et le puissant lobby du sucre insiste sur cet aspect !

Le sucre blanc autrefois recherché a moins la cote, on lui préfère le sucre roux de canne, non raffiné. En fait, il faut distinguer le vrai sucre roux de la canne du sucre roux issu du sucre blanc, chauffé, caramélisé et irrégulièrement cassé en morceaux pour donner l'illusion d'authenticité ! La présence sur l'étiquette du mot « caramel » vous indique ainsi la nature et l'origine du sucre.

Limiter la consommation de produits contenant du sucre ajouté est une nécessité. Est-il utile de rechercher du sucre roux compte tenu de ce que nous venons d'énoncer ? Il est parfois plus transformé que le simple sucre blanc.

Sur les étiquettes, la mention « sans sucre » ne signifie pas qu'il n'y a pas de sucre mais qu'il n'y a pas de saccharose. Il peut y avoir d'autres types de sucres qui sont tout aussi caloriques.

Consommer du sucre est néanmoins une nécessité, et le goût sucré a toujours été, pour l'homme, une valeur refuge et cela dès le plus jeune âge. Le nourrisson chez qui on pose une solution sucrée sur la langue manifeste son contentement par une mimique de satisfaction ; il n'en est évidemment pas de même vis-à-vis de l'amer et de l'acide ; à l'autre extrémité de la vie le sucré est également fortement recherché. En fait, l'homme est à la base un frugivore, il consomme des fruits qui l'entourent et lui apportent vitamines et minéraux. Cela l'a exonéré de fabriquer de la vitamine C ; c'est d'ailleurs le seul mammifère avec la chauve-souris et quelques grands singes à ne pas avoir cette capacité. Il aime et est attiré par les fruits, lorsqu'ils sont bien mûrs et gorgés d'éléments nutritifs. À ce stade commence un tout début de fermentation alcoolique ; c'est ainsi que l'on peut, peut-être, expliquer l'attirance de l'homme pour l'alcool !

Il est donc inutile de supprimer de l'alimentation les produits sucrés, mais il faut choisir les produits naturellement sucrés, ils n'ont pas les inconvénients des produits avec sucre ajouté.

Pour limiter les apports en sucre, pourquoi ne pas commencer par faire soi-même ses confitures avec non pas un kilo de sucre pour un kilo de fruits, mais plutôt 300 g de sucre. Ensuite, il faut stériliser les pots. Il s'agit de confiture-compotes à prendre en tartinage au petit déjeuner du matin.

Quant aux sorbets, pourquoi également ne pas les préparer soi-même avec une sorbetière ? Les sorbets peuvent parfaitement être réalisés à la maison ? Regardez les étiquettes des marques qui vous en proposent, elles contiennent en général moins de 30 % de fruits quand il y en a, le reste étant des gélifiants, du sirop de glucose et de fructose industriel, des additifs divers, des colorants et des arômes comme indiqué dans l'introduction. Deux options s'offrent à vous : achetez une sorbetière ou préparez vos sorbets vous-même à la main.

Si vous prenez une sorbetière, elle s'occupera de tout et notamment de bien brasser la préparation à base de fruits que vous aurez préparée : 70 à 75 % de fruits bien mûrs ou presque « dépassés ». Votre marchand de fruits et légumes sera content de vous fournir ses invendus et invendables à prix réduit au lieu de les jeter, vous rajoutez 15 à 20 % de sucre et 10 % d'eau. Il existe plusieurs modèles de sorbetière, certains ont un bol qui va au congélateur, d'autres ont leur propre système de réfrigération. Ainsi, vos sorbets n'auront ni additifs, ni colorants, ni arômes ajoutés.

Vous pouvez aussi, sans sorbetière, préparer votre purée de fruits, y ajouter un peu de sucre et mettre l'ensemble dans un bac en aluminium bien conducteur du froid au congélateur. Afin d'éviter que l'ensemble ne se transforme en glaçons ou en paillettes de glace, il faut apporter de l'air, ce que font les palettes des robots des sorbetières en brassant la purée de fruits. Vous procéderez de la même manière en « foisonnant », c'est-à-dire en fouettant l'ensemble trois fois au minimum, toutes les vingt minutes, une fois mis au congélateur. Du succès de ce brassage dépendra la texture de vos sorbets. Elle ne sera certes pas aussi onctueuse et cuillérable que les industrielles, mais bien plus sûre sur le plan nutritionnel.

Les glaces et crèmes glacées industrielles sont, quant à elles, à déconseiller ou à consommer très occasionnellement par l'apport en calories amené par le lait, les œufs, le sucre ajouté et différentes matières grasses dont la crème. Les Français en consomment tout de même 368 millions de litres par an soit l'équivalent de 48 cornets à 2 boules par habitant.

Autre produit sucré, mais naturellement : le miel. Fabriqué par les abeilles à partir du nectar des fleurs, il contient environ 80 % de glucides, essentiellement du fructose et du glucose, quelques vitamines (B et C) – en faible concentration –, tout comme les minéraux suivants : potassium, calcium, magnésium, zinc, fer, cuivre.

Si les éléments nutritifs du miel sont représentés par les apports en glucides, le miel contient aussi des substances non nutritives qui ont leur importance. Parmi elles, citons les flavonoïdes. Ceux-ci ont un potentiel antioxydant (antivieillissement) et certaines publications suggèrent que le miel aurait un pouvoir antioxydant équivalent à celui de la plupart des fruits et légumes. En dehors des flavonoïdes, le miel contient des facteurs antibactériens et une étude récente démontre également l'effet prébiotique du miel qui, en favorisant le développement des bifidobactéries renforce le développement de la microflore intestinale.

La consommation de miel au petit déjeuner, compte tenu de ses vertus, s'intègre parfaitement dans la recherche d'un équilibre alimentaire bien compris si celle-ci reste modérée.

Le miel est un des rares aliments non transformés, avec le lait, que l'on peut consommer comme les hommes de la préhistoire !

De multiples autres produits sucrés existent et sont à consommer avec parcimonie. Il est bien sûr impossible d'interdire la consommation de bonbons aux enfants, de caramel, nougat, pâtes de fruits, réglisse. Le chocolat pour sa part est consommé quotidiennement par 17 millions de Français et Françaises. Dans 100 g de chocolat, il y a à peu près 60 g de sucre, ce qui est beaucoup, et 30 g de lipides, ce qui explique sa très haute valeur énergétique. Tous ces produits sont à consommer en petite quantité à la fin du repas riche en fibres végétales et pas après 17 heures.

Notre conseil : ne pas supprimer les produits au goût sucré. D'ailleurs, des observation montrent que ceux qui ont des restrictions trop importantes en produits sucrés compensent par une consommation accrue en corps gras, ce qui favorise *de facto* la prise de poids.

Mais bien les choisir : des produits naturels avec sucre comme les fruits et le miel ; des produits maison, confiture, compote, glace mais en quantité limitée et pas d'édulcorants en substitution.

18

Les boissons

Boissons non alcoolisées

La boisson essentielle et de base est l'eau. Préférez l'eau du robinet ; elle est en France bien surveillée et à peu près potable partout. La France fait partie des rares pays, comme beaucoup en Europe, où on trouve une eau de bonne qualité. Il reste malheureusement quelques points noirs, notamment en Bretagne où les eaux contiennent encore trop de nitrates malgré les recommandations émises par la Communauté européenne. Par ailleurs, la valeur organoleptique (goût de l'eau) peut parfois laisser à désirer, c'est ce qui en limite la consommation, notamment dans les villes. Dans ce cas, laissez reposer l'eau entre douze et vingt-quatre heures dans le broc à eau et versez également quelques gouttes de jus de citron qui aromatisera agréablement celle-ci. Il existe par ailleurs des filtres à eau que l'on peut placer au niveau du robinet et qui sont intéressants. Si, malgré cela, l'eau du robinet ne vous convient pas, vous pouvez prendre une eau embouteillée avec les inconvénients que cela comporte, c'est-à-dire l'emballage plastique et le devenir insuffisamment maîtrisé des déchets engendrés. Le tableau suivant donne les eaux en fonction de leur minéralité.

LES PRINCIPALES EAUX MINÉRALES

Eaux embouteillées	plate	gazeuse	Minérali-sation*	Calcium	bicar-bonate	magnésium	Sodium** (chlorure et bicarbonate)
Arvie		•	4	+	++++		++
Badoit		•	3	+	+++	+	+
Contrex	•		4	++	+	+	
Courmayeur	•		4	++	+	+	
Cristalline	•		2	+	+		
Evian	•		2	+	+		
Hépar	•		4	++	+	++	
Mont Roucous	•		1				
Perrier		•	2	+	+		
Quézac		•	4	+	++	+	+
Salvetat		•	3	+	++		
San Pellegrino		•	3	+	+	+	

Saint-Yorre		•	4	+	++++		++++
Taillefine	•		3	+	+		
Vichy Célestins		•	4	+	+++		+++
Vittel	•		3	+	+		
Volvic	•		1				

*Minéralisation 1 = inf. à 50 mg de résidu sec par litre, très faiblement minéralisée
2 = 50 à 500 mg/l, faiblement minéralisée
3 = 500 à 1 500 mg/l, moyennement minéralisée
4 = sup. à 1 500 mg/l, fortement minéralisée

** Sodium Sa présence est un inconvénient dans les maladies cardiaques et l'hypertension artérielle en fonction des quantités bues.

Les eaux moyennement minéralisées peuvent être consommées de façon courante ; celles qui sont fortement minéralisées sont surtout utiles l'été ou après un effort physique, en cas de fortes sueurs puisqu'il y a une perte des minéraux qui accompagne celle d'eau. Pour les enfants, les nourrissons, ce sont les eaux peu minéralisées qui sont recommandées. En cas de troubles digestifs à type de constipation, des eaux minéralisées plates magnésiennes permettent d'accélérer le transit. Les eaux les moins salées (sodium) sont à choisir en cas d'hypertension artérielle, celles riches en calcium pour lutter contre l'ostéoporose et celles fortement concentrées en bicarbonate utiles en cas de crise de colique néphrétique (d'origine urique).

Les eaux aromatisées et thés embouteillés

Ces produits d'un abord sympathique pourraient faire croire qu'ils sont recommandables. La réalité est bien différente car ils peuvent contenir des taux importants de sucre ou d'édulcorants, des conservateurs divers et des colorants pour les thés. Tous ces produits ne sont pas à consommer en excès.

Les sodas, les colas

Ils ont les mêmes inconvénients que les précédents mais eux sont clairement identifiés comme étant soit fort sucrés, soit contenant des édulcorants et de nombreux produits chimiques ajoutés. La présence des différents acidifiants n'améliore pas leur intérêt, notamment pour les dents. Il faut aussi savoir que la présence de sulfites n'est pas nécessairement mentionnée alors qu'ils ont pu être employés pour des produits dont sont issues ces boissons. Sucrées et salées, leur but est de donner soif pour continuer à en consommer. Les fabricants conseillent de les boire bien frais, leur donnant la sensation d'être faussement désaltérante.

Les jus de fruits

Ils ont une très bonne image, mais nombreuses sont les personnes qui se font abuser par des mentions telles que : « sans sucre ajouté ». Cela n'empêche en effet pas qu'ils soient fortement sucrés et peuvent signifier la présence d'édulcorants. De même, les purs jus ne sont pas exempts d'additifs. En principe, les « 100 % pur jus » n'ont subi qu'une pasteurisation destinée à détruire les microbes (micro-organismes) et il vaut mieux acheter ceux vendus aux rayon frais qui ont une date limite de consommation (DLC), puis les diluer dans un peu d'eau.

S'il est conseillé de prendre des jus de fruits, ce sont ceux faits maison qui sont recommandés.

Les nectars, quant à eux, ont une image positive à cause du terme nectar ; il n'en demeure pas moins que ces produits ont beaucoup de sucre ajouté (voir deuxième partie).

Les sirops

Ils contiennent généralement de nombreux produits ajoutés. Ils sont très riches en sucre, en sirop de glucose, et le plus souvent en colorants ; mais il est possible avec les sirops de mieux contrôler les apports. Et pourquoi ne pas produire soi-même ses propres sirops de fruits ?

Les boissons chaudes

Pour le thé, le café, le chocolat, ne choisissez que des produits de bonne qualité et bien vérifiez les étiquettes car de plus en plus de produits sont bourrés d'additifs et aromatisés avec des saveurs de thé, de café, de menthe. Choisissez des bio.

Notre conseil concernant les boissons non alcoolisées :

– prendre de préférence de l'eau du robinet ;

– pour les jus de fruits, choisir de presser soi-même ses fruits et de les mélanger à un peu d'eau ou du lait (milk-shake maison) ;

– certains jus de fruit sont de bonne qualité comme ceux de la marque Pampryl® ou Andros® qui possèdent peu de sucre et pas d'édulcorants ; mais ici aussi, lisez bien les étiquettes, car tous les produits d'une même marque peuvent ne pas être équivalents. Par ailleurs, les bouteilles de verre sont plus conseillées que celles en plastique pour les motifs que nous avons évoqués plus haut ;

– être prudent avec la consommation des eaux aromatisées ; bien lire les étiquettes et vérifier l'absence d'édulcorants et choisir les produits qui n'ont pas plus d'1 à 3 g de sucre pour 100 ml ;

– les sirops ne sont pas nécessairement à exclure totalement, notamment pour les enfants qui ne doivent pas avoir de sentiments de frustration vis-à-vis de produits que leurs amis, eux, consomment. Il vaut mieux les préparer soi-même ; même si les sirops industriels peuvent être pris occasionnellement, en petite quantité et bien dilués ;

– concernant le thé et le café, ne prendre que des produits de qualité sans arôme ajouté. Se fournir chez de bons torréfacteurs ou marchands de thé. On arrive à trouver aussi en grande surface des produits de bonne qualité. Apprenez à bien les choisir en regardant les étiquettes qui ne devraient pas porter la mention « arôme ».

Les boissons alcoolisées : vin, bière, cidre, alcool

De façon extrêmement surprenante, pour tous ces produits alcoolisés fabriqués de façon industrielle ou artisanale, il n'y a pas d'étiquetage indiquant la composition des divers ajouts chimiques. De nombreux additifs sont utilisés, notamment des sulfites sans qu'il en soit fait état. Cette absence est ahurissante, notamment vis-à-vis des personnes allergiques. Dans le vin, des agents antimousse sont parfois présents ; dans la bière, des colorants de caramel. Quant au cidre, la liste des additifs autorisés n'est même pas actuellement clairement définie par la législation européenne ! Il existe, bien sûr, d'excellents producteurs de vin qui ont mis les consommateurs au centre de leurs préoccupations et qui ajoutent très peu ou pas de conservateurs dans leurs vins et qui sont de très bonne qualité.

> Notre conseil : choisir de préférence les vins avec la mention « sans sulfite » (cela n'exclut pas l'utilisation d'autres additifs autorisés, mais la démarche est à encourager).
>
> Quant aux bières et cidres, choisir de préférence les bio – on en trouve actuellement peu – qui ont l'avantage de contenir beaucoup moins d'additifs.
>
> La modération de consommation est impérative pour tous les produits alcoolisés. Il n'y a pas de justification santé à les consommer, mais la dimension hédoniste, de convivialité et de partage n'est pas à négliger.

Il est donc possible de bien choisir son alimentation tout en ne tombant pas dans des pièges ou des allégations parfois trompeuses. Toutes ces recommandations vous aideront à mieux choisir vos aliments, même si cela a un coût. Il faut aussi retrouver les voies simples et le plaisir de préparer soi-même ses confitures, ses yaourts et son pain...

Quatrième partie

LES MÉCANISMES DES CHOIX ALIMENTAIRES. DU CERVEAU À L'ESTOMAC

19

De l'acte d'achat à l'acte d'ingestion

La problématique des choix alimentaires

L'acte de manger est un acte complexe, au sens sociologique du terme cher à Edgar Morin. Il fait intervenir une problématique de l'achat sans être en état de faim – ou du moins pas trop – et une problématique physiologique au moment de l'ingestion lors de la faim. L'ingestion d'aliments crée ensuite toute une cascade métabolique, assurant la couverture des besoins en énergie (glucides, lipides), en vitamines, en éléments minéraux et constructeurs (protéines, lipides). Le cerveau est, quant à lui, informé des différentes phases et guide les comportements alimentaires. C'est lui qui, par des processus biochimiques, va transformer un aliment désirable en début de repas en indésirable à la fin de celui-ci (phénomène d'alliesthésie).

La phase psychosociologique détermine en amont le choix des denrées alimentaires et en aval l'ingestion ou l'incorporation (selon la terminologie sociologique), l'ensemble étant soumis à une multitude d'influences.

L'homme agit pour se procurer de la nourriture de façon différente en fonction du cadre socioculturel dans lequel il évolue, tout acte de se nourrir s'inscrivant initialement dans un canevas prédéterminé à la fois familial (culturel et social) et personnel avec son versant génétique responsable des aversions (qui peuvent aussi être acquises), des intolérances ou des allergies à certains aliments. Sur le plan physiologique, malgré l'espace de liberté biologique important que lui a réservé la nature dans les possibilités de se nourrir en terme de variétés, l'homme contemporain, contrairement à ses ancêtres, diversifie relativement peu sa nourriture, même si la multiplicité des emballages et de leurs couleurs pourrait faire croire le contraire. Il est ainsi frappant de constater la dichotomie entre le nombre d'espèces végétales comestibles et le choix restreint que l'homme actuel s'impose. Des végétaux exotiques comme le soja, l'ananas font certes partie de nos tables de façon courante, mais l'espace de liberté décisionnaire s'est réduit et est encadré par les quelques groupes agroalimentaires qui donnent l'illusion d'une offre importante, les divers « packaging » et la publicité y contribuant. Il faut bien constater qu'il n'y a pas si longtemps encore l'homme consommait dans les campagnes, mais aussi dans les villes, une quantité impressionnante de plantes sous forme de racines, tiges, feuilles, fleurs. Il s'en nourrissait et se soignait avec elles. Il consommait aussi beaucoup plus d'animaux : de nombreux oiseaux, des poissons d'eau douce variés et divers animaux sauvages.

L'ACTE D'ACHAT

Si les premiers hommes consommaient ce que la nature leur offrait, en fonction des saisons, du climat, de la géographie, ils se sont ensuite petit à petit déterminés selon des paramètres parfois fort éloignés de leurs besoins biologiques. Les aspects sociaux – ce que l'on doit manger en fonction de sa position sociale et économiques –, familiaux – l'appartenance à un groupe, voire à une communauté –, et, de façon plus récente, le caractère pratique – facilité de préparation des produits alimentaires –, le coût des aliments, l'aspect santé – prévenir et aider à guérir des troubles ou maladies – et la plus ou moins grande conscience de la dangerosité de la présence dans les aliments de composés chimiques (additifs, arômes) sont devenus des déterminants essentiels des choix alimentaires.

Tous ces nouveaux éléments ont induit une augmentation du nombre de paramètres dans la décision d'achat, d'où une réelle complexité actuelle pour se nourrir. Cette perte de repères est source d'anxiété en partie parce que le caractère comestible, ou tout simplement bon d'un aliment, n'est plus à la portée de nos sens par les différentes transformations subies.

Analysons, à partir d'une enquête, menée à la clinique du Parc et à la clinique Clémentville à Montpellier, lors des consultations de nutrition, les déterminants influençant l'acte de se nourrir, qui commence par l'approvisionnement.

Cette étude a porté sur 320 personnes entre 2006 et 2007. Elles ont été interrogées une par une (il ne s'agissait pas de remplir un simple questionnaire) pour que la précision des réponses soit maximale. Ces personnes venaient spontanément en consultation pour des conseils afin de mieux manger ou étaient adressées par des confrères pour leur permettre soit de maigrir de façon judicieuse, soit au contraire de prendre du poids car dénutries. De nombreuses personnes étaient aussi orientées vers notre consultation pour avoir des recommandations dans le cadre de la recherche d'une alimentation protectrice (maladies du cœur et des vaisseaux, prévention de récidive de cancer, rhumatisme...).

Schématiquement, l'acte d'achat se décompose en deux approches, l'une raisonnée, l'autre non, de multiples interférences se produisant entre les deux.

La part de l'approche raisonnée (physiologique, économique et sanitaire)

La composante raisonnée dans les choix fait appel à une logique de consommation liée à plusieurs paramètres.

Elle peut se décomposer ainsi :

Choix alimentaire	**Approche raisonnée : une logique de consommation**
L'acte d'achat	• Goût (pour soi et/ou les autres)
	• Coût de la denrée
	• Qualité du produit
	• Temps de préparation
	• Mode de conservation des aliments
	• Risque sanitaire
	– infectieux
	– chimique
	– nutritionnel
	• Impulsivité d'achat secondaire à la nouveauté (mode, publicité)
	• Risque environnemental

* Choix initial : le goût. Le goût mémorisé des aliments ou produits alimentaires pour soi-même, ses proches ou les invités que l'on va recevoir, est un critère d'achat provoquant l'adhésion de tous ; selon notre étude, toutes les personnes interrogées y répondent positivement. Cela indique que la recherche du plaisir est essentielle, ce qui est rassurant. Les hommes interrogés qui font les courses régulièrement pensent, beaucoup plus que les femmes, avant tout à leur propre goût (80 % contre 40 %) !

Les choix s'opérant vers des produits estimés bons pour la santé et qui peuvent ne pas apporter une satisfaction gustative maximale sont plutôt l'apanage des femmes (89 %), par exemple le choix de légumes non nécessairement attirants, comme les haricots verts pour les enfants. Il s'agit, pour elles, de mettre en place des stratégies nutritionnelles santé, d'où une logique raisonnée de l'acte d'achat. Cette approche, plus spécifiquement féminine – mais de plus en plus d'hommes y sont sensibles, surtout lorsqu'ils ont des troubles ou maladies –, dicte certains types d'approvisionnement.

* Le coût des denrées. Il s'agit d'un des déterminants les plus importants. Il est fort logiquement dépendant des revenus et plus de 76 % des personnes interrogées y sont sensibles ou très sensibles. La symbolique alimentaire peut néanmoins tempérer la notion de coût à certaines périodes de l'année. Des aliments à forte connotation festive, et malgré leurs prix, sont à certains moments bien déterminés – anniversaires, jour de Noël – recherchés.

La marque du produit alimentaire est devenu un marqueur social très fort. Si le goût et la qualité peuvent être identiques, un foie gras acheté au Monoprix n'a pas la même connotation que celui provenant de chez Hédiard ou Fauchon. L'étiquette, et plus particulièrement le logo du fabricant ou du distributeur, est un facteur de différenciation sociale recherché par ceux qui veulent être considérés comme des « mangeurs privilégiés », alors que les mets rares et inaccessibles n'existent pratiquement plus tant il y a une quasi-accessibilité de tous les produits à tous. En revanche, la marque fait la différence.

* La qualité du produit. Visuellement analysée par la lecture de l'étiquette (date limite de consommation), la qualité des produits fait partie, fort logiquement, des critères de choix essentiels. L'appréciation de la qualité du produit par la simple vue, l'odeur, la consistance est, de

nos jours, dépassée tant les produits achetés sont le plus souvent traités, préemballés et même suremballés. Nous n'avons donc dans cet item retenu que la lecture de la date de péremption des produits (DLC : date limite de consommation). Il s'agissait aussi d'un test pour savoir quel était le degré de lecture des étiquettes. La date limite de consommation pour les produits ultra-frais et périssables – œufs, produits laitiers, viande emballée – est largement lue, mais il existe néanmoins dans notre étude une frange de 30 % qui ne recherche pas cette date. En approfondissant ce résultat, on s'aperçoit que 15 % d'entre eux font confiance aux distributeurs, étant entendu qu'il ne pourrait être envisagé que soit mis en rayon des produits avariés. La moitié des acheteurs qui ne lisent pas la DLC accepte l'idée d'être considérés comme désinvoltes ou distraits.

* Le temps de préparation. Le temps de préparation des repas a pris aussi une importance croissante dans l'acte d'achat des ménagères et l'industrie agroalimentaire a répondu aux attentes, et même au-delà, en transformant de nombreuses préparations en produits cuits, de consistance molle, quasiment prédigérés et prêts à consommer en les réchauffant en quelques instants. Ce temps de préparation a une importance assez relative : 45 % le considèrent comme important ou très important lors de l'acte d'achat. Mais cela dépend de plusieurs paramètres, dont la tranche d'âge : fort logiquement, 65 % des retraités y accordent une importance modérée alors que 70 % des femmes actives y sont sensibles ou très sensibles dans une population mixte étudiée – urbanisée et semi-urbaine avec jardin. Certains ont un jardin potager, le plus souvent modeste. Ce fait implique tout un processus accepté (par 95 %) d'accorder aux aliments un temps de surveillance et de préparation long, ne serait-ce que par le lavage et l'épluchage des produits, ceux achetés

chez le marchand de légumes ou en grande surface étant le plus souvent en partie lavés et pratiquement prêts à cuire.

* Le mode de conservation. Il s'agit d'un critère de choix des aliments faible selon notre enquête, puisque seuls 10 % des personnes interrogées y pensent. La plupart ont été surpris par la question. On peut l'interpréter par le fait que la conservation domestique des aliments ne pose plus de problèmes, essentiellement grâce à la conservation par le froid qui a été une véritable révolution. Les conserves sont apparues à la fin du XIXe siècle, la réfrigération de façon plus récente avec la généralisation de la fourniture domestique en électricité. La congélation des denrées alimentaires ont encore amélioré l'approche de conservation des aliments. Depuis les années 1960, en Europe, le réfrigérateur s'est largement imposé, pour être actuellement généralisé tout comme l'est de plus en plus le congélateur, le phénomène ayant pris de l'ampleur depuis les années 1990. Le stockage des aliments par le froid fait donc partie de mœurs bien établis. L'habitat s'est adapté en laissant dans la cuisine une place primordiale au « frigo » qui n'a cessé d'augmenter de taille, puis au « congélo » qui a suivi la même tendance avec quelques années de retard.

On ne se pose quasiment plus la question de la conservation des aliments alors qu'il s'agissait, historiquement, d'une préoccupation majeure. Les salage, fumage, séchage des aliments ne répondaient que partiellement aux attentes et les risques de non-comestibilité des aliments étaient importants, ceux-ci s'avariant facilement.

* Le risque sanitaire. La question de savoir si dans l'acte d'achat le risque sanitaire était pris en considération a été mal compris. Le terme de « risque sanitaire » nécessitait, pour la plupart des personnes interrogées, des

explications. Pour tous, nous avons proposé trois types de risques et noté l'importance qui leur était accordée.

Le premier risque sanitaire correspond à un risque de transmission d'une maladie par un agent vecteur (bactérie, virus, parasite, prion) ou par des toxines issues de moisissures (mycotoxine). Le deuxième risque évoqué n'est plus de type infectieux mais chimique (engrais, résidus de produits phytosanitaires, additifs) ou lié à la transformation des aliments (acrylamides des céréales). Enfin, le troisième risque proposé concerne la teneur des aliments en graisses, sucre ou sel, pouvant provoquer ou entretenir des maladies du cœur et des vaisseaux, provoquer des cancers, etc.

Le premier risque inquiète relativement peu, 10 % des personnes, réponse à nuancer dans la durée. Dans l'inconscient collectif, le risque, à raison, paraît mieux maîtrisé qu'autrefois. Depuis quelques décennies, on est passé de 15 000 personnes décédées de toxi-infection alimentaire – dans les années 1950 – à quelques dizaines de nos jours, essentiellement des personnes vulnérables, âgées ou ayant une polypathologie. Les parasitoses (ténia, etc.) sont beaucoup moins fréquentes, les infections bactériennes, comme la listériose, sporadiques, et les infections virales finalement peu fréquentes, en dehors de période de crise largement médiatisée. L'attitude revendiquée est celle de ne pas acheter les produits incriminés lors des alertes sanitaires données notamment par voie journalistique (TV, radio, journaux), d'où les baisses logiques de consommation de viande de bœuf observées au moment de la période dite de la vache folle, et de celle de volaille au moment de la présence du H5N1 sur le territoire européen et plus particulièrement français. Ces attitudes ne perdurent pas.

En ce qui concerne la contamination involontaire de quelques lots de produits par des agents infectieux (le plus souvent des bactéries) – et dont les numéros de lots sont donnés par voie de presse –, le danger est momentanément surdimensionné par la caisse de résonance médiatique, notamment télévisée. La perception du risque est anxiogène alors qu'elle n'est que ponctuelle, et signe d'une bonne efficience des circuits de veille.

Le deuxième risque – contamination chimique potentielle, non détectable physiologiquement – inquiète environ 25 % des personnes interrogées. La conscience de ce risque, quand elle est présente, est forte ainsi que ce qui est bon ou non pour la santé. En fait, cette perception de ce qui est bon ou pas semble plutôt soumise aux aléas des modes avec son cortège de peurs et de rumeurs.

La question qui inquiète est de savoir si les additifs chimiques et les résidus des engrais et pesticides présents dans ces aliments peuvent favoriser l'émergence de cancers. Parmi les 75 % n'ayant pas ce type de préoccupations, 80 % pensent que si l'aliment a un aspect assez correct, c'est qu'il est comestible, 20 % ont néanmoins un doute.

Le troisième risque – implication santé des choix alimentaires – concernant la teneur en éléments trop gras, trop sucrés, trop salés, et n'ayant pas une toxicité immédiate, mais retardée, est perçu par 88 % des personnes interrogées, surtout les femmes, même les plus jeunes. Il est bien identifié comme élément provoquant du surpoids, de l'obésité et diverses maladies de cœur et de diabète.

Au fil de la discussion, plusieurs attitudes sont confirmées :

• Conscience des risques non acceptés. En fonction du risque qui inquiète, le choix des aliments se porte sur ceux qui contiennent le moins de lipides, de cholestérol, de sucre, voire des allégés et vers les produits bio.

• Conscience du risque mais accepté. Une composante malgré tout angoissante est souvent présente mais accompagnée de remarques telles que : « On peut faire des écarts » ; « si on écoutait tout ce qui se dit, on ne pourrait plus rien manger ». Elles entrent dans le cadre d'un raisonnement avec risque accepté, sans être pour autant minimisé.

• Risque sanitaire négligé, soit par insouciance, soit par absence de conscience du risque. On peut parler ici de désinvolture alimentaire. Elle concerne une tranche de la population assez bien identifiée, observable surtout chez les personnes jeunes et correspondant à la typologie IV de l'étude Inca (voir chapitre 2). Les produits salés, sucrés font partie de leur univers. En fait, nous avons eu très peu de patients et encore moins de patientes entrant dans cette catégorie et ceux qui venaient en consultation le faisaient apparemment sur l'insistance de leur médecin, car ils étaient en surpoids. Leur motivation pour se prendre en charge sur le plan nutritionnel apparaissait comme faible, neuf sur dix étaient des consommateurs réguliers de frites et de sodas. Tous ont néanmoins accepté l'idée qu'il fallait réduire ce type d'apport, ce qu'ils n'ont pas nécessairement mis en application ; seule la moitié a accepté l'idée d'un suivi nutritionnel régulier.

• L'impulsivité d'achat. Elle intervient suite à la communication sur le produit alimentaire. Il s'agit d'un des déterminants de l'acte d'achat à tous les âges. Il semble assez important avant quarante ans : 55 % y sont sensibles ou très sensibles. La nouveauté attire plutôt les jeunes, selon notre enquête. Malgré tout, et cela est logique, plus l'âge augmente, plus les préoccupations de santé prennent le dessus. C'est pourquoi les produits présentés comme bons pour la santé par la publicité attirent davantage après cinquante ans (65 %). Les enfants n'ont pas été inclus dans l'enquête, même s'ils influencent souvent l'acte d'achat des parents.

Au cours de cette étude, ceux qui ne succombaient pas du tout aux sirènes de la publicité, 15 %, l'affirmaient avec vigueur ; 30 % déclarent y être peu ou pas sensibles.

• Le risque environnemental. Il n'est pas ou peu pris en considération puisque 5 % seulement des personnes interrogées y sont sensibles. La notion de risque environnemental n'était pas toujours bien comprise. La question initialement posée n'était probablement pas assez claire : « Prenez-vous en compte le risque environnemental lors de vos achats ? » Il fallait expliciter la question : « Vous préoccupez-vous de vos déchets lorsque vous achetez des produits emballés ? »

Le suremballage, c'est-à-dire un excès de matières plastiques entourant les aliments, et le fait d'accumuler les déchets pour rien commencent à être critiqués, leur devenir dans la nature étant catastrophique. Cependant, la gestion des déchets semble être une préoccupation plus forte chez certains élus, législateurs et associations de consommateurs que pour le grand public. Soulignons que les grandes marques de distribution ont commencé à limiter la fourniture de de sacs plastiques (ce qui est bon pour leur image et leur permet de faire des économies ; il fallait néanmoins le courage de s'y lancer ou de suivre), mais elles n'ont pas encore modifié, pour la majorité d'entre elles, l'emballage de leurs propres produits. Si les consommateurs apparaissent comme modérément sensibilisés à ce phénomène, une évolution est en cours. Nous profitions de cette étude pour les sensibiliser individuellement, en leur conseillant de limiter les achats de produits suremballés et en utilisant comme autrefois des sacs non jetables pour faire les courses, ce qu'un certain nombre de personnes avaient déjà pris ou repris l'habitude de faire, souvent un peu par la force des choses.

L'approche non raisonnée

Elle fait essentiellement appel à deux types de déterminants :

* Les habitudes.

Celles-ci sont secondaires à des besoins ou attentes évaluées comme nécessaires. On peut considérer que tout ce qui est du domaine de la routine fait appel essentiellement à une forme d'habitude non raisonnée, au moment de l'acte d'achat (car elle l'a été dans l'élaboration de ce qui est nécessaire ou de ce qui est identifié comme goûteux). Selon notre enquête, 80 % des femmes la revendiquent. Les comportements alimentaires ne sont pas aléatoires, mais ciblés selon une logique de consommation. L'acte d'achat pour certains produits devient presque automatique. Une plaquette de beurre par semaine, des yaourts le soir pour les enfants, etc. Cette approche varie bien évidemment en fonction des situations de vie et des goûts. Elle n'est pas non plus la même pour les jeunes personnes sans enfant, pour les familles avec enfants que pour les personnes vivant seules. 90 % des personnes interrogées estiment que cette attitude n'est pas figée. De nouvelles habitudes peuvent apparaître en fonction de multiples critères (goût, publicité). Les choix automatiques se font aussi en fonction de critères culturels bien ancrés. Il ne viendrait pas à l'idée d'une famille musulmane pratiquante d'acheter du saucisson.

* L'instinct

Être à l'écoute de son corps relève aussi d'une rationalité comportementale. Celle-ci sonde l'instinct ; tout indique que l'homme, spontanément, sait orienter ses choix en fonction de ses besoins physiologiques. Spontanément, l'individu en manque de tel ou tel nutriment ou micronutriment va le rechercher. Une carence en fer oriente vers la recherche de produits qui en contiennent, comme la viande. Malheureusement, dans nos sociétés contemporaines, les aliments sont tellement « chosifiés » – la viande en barquette ou dans des emballages ne laissant même plus apercevoir le produit – que la perception des besoins et leur traduction comportementale se sont bien amenuisées.

En fonction des saisons, les besoins s'expriment encore différemment. Il y a par exemple une recherche spontanée de féculents à base d'amidon apportant de l'énergie à l'automne et à l'hiver ; les châtaignes, les pommes de terre répondent à cette attente physiologique, alors qu'au contraire, l'été, ce sont les fruits gorgés d'eau, comme les melons, pêches et pastèques, qui sont appréciés pour l'apport hydrique ; le bêta-carotène qui donne la couleur rouge protège la peau des méfaits du soleil. Aussi, la consommation de fruits et légumes de contre-saison, provenant de l'hémisphère Sud ou du congélateur, présentée comme un progrès, va à l'encontre des besoins biologiques. Évidemment, de nos jours, il y a de telles interférences (informations diverses) que les réels besoins ont du mal à être décryptés et analysés par le cerveau, ce qui explique que dans notre enquête peu de personnes (18 %) revendiquaient agir selon son instinct tel que défini ici. L'alimentation chosifiée dans des barquettes en plastique ou sous emballage n'a pas le même impact sensoriel, et les produits qui sont disponibles quelles que soient les saisons brouillent les messages instinctifs envoyés au cerveau.

Choix alimentaires	Approche non raisonnée
Acte d'achat	• Habitudes • Instinct • Désir culpabilisant

* Le désir culpabilisant

Une forme d'irrationnalité consciente dans certains choix alimentaires se nourrit de façon plus ou moins intense de désir « coupable ». Consommer un produit peu recommandé, parce que bien identifié comme trop calorique, ou en opposition avec ce qui peut ou doit être pris, est du domaine de l'errement accepté : on succombe à la tentation en en ayant conscience. La culpabilité qui s'ensuit est variable, en fonction du degré d'importance accepté à ce comportement qu'on décrit comme inapproprié. Dans notre enquête, 60 % culpabilisent, se faisant le reproche d'un manque de volonté, d'une certaine incapacité à se contrôler, 40 % estiment que ce n'est pas très grave. La transgression, non pas d'un interdit, mais de règles qu'on s'est fixées, a des effets délétères sur le plan psychologique : la rupture de contrat induit un stress. En fait, ce type de désir entre tout à fait dans la norme – la recherche de plaisir lors de l'acte de se nourrir – et il n'y a pas lieu de le réprimer. Les « écarts » n'ont pas de conséquence sur la santé s'ils ne sont pas habituels et même ils aident à mieux suivre certaines orientations nutritionnelles. Tout est une question de limites, certaines « dérives » méritent néanmoins une aide médicopsychologique. Notons aussi que les règles autofixées sont parfois totalement inadaptées. Elles résultent souvent de critères pas nécessairement pertinents, de lectures ou de documentaires mal interprétés ou de la recherche de normes, notamment concernant le poids, impossibles à atteindre.

L'ACTE D'INGESTION DES ALIMENTS

L'acte d'ingestion des aliments est différent de l'acte d'achat, mais il existe naturellement une continuité physiopsychologique. Il n'est pas semblable pour celui qui a acheté ou préparé les aliments et va les ingérer que pour celui qui ne les a ni achetés ni préparés. Ce dernier va accepter ce qu'on lui propose.

Les aspects physiologiques. La composante physiologique est déterminante dans l'acte d'ingestion des aliments. Elle peut, elle aussi, se décomposer en deux processus, l'un inconscient et l'autre conscient.

Le processus inconscient répond à tous les critères biologiques qui vont stimuler la prise d'aliments : le taux circulant du glucose sanguin, le volume de remplissage de l'estomac, le degré de sécrétion de certaines hormones comme la leptine ou des hormones thyroïdiennes. La prise de médicaments influe aussi sur l'appétence et la sécrétion salivaire. La réalité des choix alimentaires est également subordonnée à des données purement physiologiques de type instinctif, totalement inconscient, l'instinct guidant, même s'il s'est amenuisé comme nous l'avons évoqué, les comportements alimentaires.

L'aspect sensoriel des aliments dicte un acte que l'on peut qualifier de semi-conscient. Il précède l'immédiate ingestion des aliments et va faire appel à l'analyse de leur aspect, de leur odeur, de leur texture et de leur température. Le risque sanitaire, tel qu'il a déjà été exprimé dans le choix des aliments lors de l'acte d'achat, peut se manifester de nouveau à cette étape et prendre une dimension très variable suivant les individus. Les aversions conduisent également l'acte d'ingestion, et des rejets conscients d'aliments peuvent advenir.

Même s'ils l'encadrent à la phase finale, l'acte d'ingestion ne se résume néanmoins pas en une simple description des processus physiologiques. Les aspects psychologiques et sociaux sont, de nos jours, de plus en plus prégnants et déterminants.

Les aspects psychosociaux. Plusieurs éléments d'ordre comportemental guident l'absorption des aliments.

– L'image du corps est de plus en plus présente dans l'acte de choix mais aussi d'ingestion des aliments, pour les femmes, bien sûr, mais aussi pour les hommes. Cet aspect guide de plus en plus les comportements, et explique surtout le refus de bien des types de denrées alimentaires.

– La composante symbolique. Depuis longtemps, s'est répandue la croyance plus ou moins fortement ancrée que l'homme hérite des propriétés de la nourriture. Cela fait partie du bagage culturel collectif de l'homme : par exemple, penser que la viande donne de la force, que le café est plus puissant que le thé et est destiné aux travailleurs.

Posons-nous aussi la question de savoir pourquoi, par exemple, on ne mange pas d'insectes, contrairement à ce qui se pratique dans d'autres civilisations. En fait, avec une conscience plus ou moins aiguë, l'homme est très dépendant de la symbolique de tout ce qu'il ingère. Le sociologue Paul Rozin a fait plusieurs expériences illustrant ce principe ; citons-en une assez emblématique. On a proposé à un groupe d'étudiants de boire du jus d'orange frais et à un autre groupe de consommer le même jus mais dans lequel on avait fait tremper un cafard. Le cafard avait été enlevé du jus, mais les étudiants refusèrent de le boire, évoquant le caractère insalubre de cette boisson. Les expérimentateurs stérilisèrent alors le cafard et le refirent tremper dans le jus. Les étudiants

	Physiologie		Psychosocial			
Choix alimentaire, acte d'ingestion	**Conscient**	**Inconscient**	**Comportement et organisation sociale**	**Image du corps**	**Symbolique**	**Stimuli marketing**
	• Aspect : – odeur – chaleur – texture • Aversion • Risque toxicologique	• Taux de glucose dans le sang • Hormone (leptine, thyroïde...) • Degré de remplissage gastrique • Prise de médicaments	Partage	Esthétique	Ingestion d'un corps étranger	Publicité Alicaments

eurent la même attitude alors que la boisson était exempte de microbes par le biais de la stérilisation, ce dont ils avaient été informés. Les étudiants ne purent réellement justifier de façon rationnelle ce choix, mais il fut bien réel. De même, il est difficile de faire manger du chocolat ayant une forme de crotte de chien ! Il y a donc, qu'on le veuille ou non, une pensée symbolique – différente de la pensée religieuse – dans l'acte de manger qui est bien au-delà de la simple notion de ce qui est comestible ou non. La part d'angoisse plus ou moins marquée vis-à-vis des aliments eux-mêmes est à prendre en compte car il s'agit d'éléments étrangers qui vont se fondre dans notre propre corps.

– La composante médiatique. Celle-ci entre pleinement dans la problématique de l'acte d'ingestion. L'approche médiatique a bouleversé les comportements, d'autant qu'une forte théâtralisation propre à toucher le consommateur a été mise en place. Les messages sont censés mettre en avant la dimension plaisir et santé (le caractère santé va parfois tellement loin que les aliments sont de plus en plus présentés comme des « alicaments »).

– La commensalité. N'oublions pas que manger à plusieurs entre dans la sphère de la communication et on ne s'attable pas spontanément avec un ennemi. Manger et inviter à manger une ou plusieurs personnes a une signification bien particulière, celle du partage et de la recherche d'échanges qui débouchent sur la convivialité et la joie. En revanche, si vous êtes à un repas avec un « ennemi », au sens où il s'agit de quelqu'un que vous n'appréciez pas, vous serez mal à l'aise et la retenue qui en découlera nuira même à la digestion !

Quant aux enfants, ils vont très tôt comprendre, vers trois-quatre ans, que refuser ou accepter un aliment est un acte de communication à part entière. Il entraîne en effet une réaction de ses parents, soit positive, soit négative en cas de refus. Les parents, parfois désorientés, cherchent alors, à tort, à « forcer » l'enfant à manger tel ou tel aliment car jugé bon pour sa santé (notion qui lui est totalement étrangère). Les parents devraient toujours analyser la situation et chercher à comprendre la cause du refus. Ensuite, entre quatre et sept ans en moyenne, survient une période appelée de néophobie alimentaire où tout ce qui est nouveau est rejeté, ou du moins c'est ainsi que les adultes l'interprètent. Plus tard, pour les adolescents, accepter ou refuser des aliments a une autre signification. Se manifestent bien sûr les anciennes aversions mais aussi une façon de marquer ou de renforcer une ou des oppositions familiales, attitude pouvant aller jusqu'à l'anorexie.

Le champ de la communication au cours des repas oscille entre l'expression orale et un faisceau de signaux, à savoir la place des convives, les règles de bienséance, la façon d'être habillé, etc.

En analysant la cascade décisionnaire dans l'acte du « manger », où s'entremêlent toute une suite de processus complexes et sous influence, on comprend mieux la difficulté de rationalisation des choix alimentaires et de l'acte de manger.

20

Femmes, hommes, des choix alimentaires différents ?

Quelles spécificités ?

L'alimentation a pour rôle premier de répondre aux besoins physiologiques des hommes et des femmes en apportant de l'énergie, c'est d'ailleurs la seule source d'énergie possiblement exploitable pour eux. Elle apporte aussi des éléments bâtisseurs permettant la vie. Pour autant les besoins sont-ils identiques pour tout le monde ? De façon assez intuitive on sait que non. Effectivement, les apports doivent être différents entre les hommes et les femmes car, pour prendre quelques exemples, la masse musculaire des hommes est plus importante que celle des femmes et, selon les périodes de la vie des femmes, comme la grossesse et l'allaitement, la ménopause, des besoins spécifiques apparaissent. Pourtant, la tendance, bien qu'elle évolue, est de servir la même alimentation au cours du repas familial, quels que soient l'âge et le sexe, alors qu'au restaurant par exemple, les choix ne seront pas nécessairement identiques.

Une attention particulière est apportée à l'alimentation depuis quelques années sous un angle nouveau, historiquement inconnu : l'apport calorique. Il est perçu comme engendrant le surpoids et allant à l'encontre des nouvelles préoccupations esthétiques. Cette approche, plus spécifiquement féminine, touche aussi de plus en plus d'hommes. 65,4 % des femmes se considèrent comme trop grosses. « Elles ne pensent qu'à ça, maigrir », me faisait remarquer Florence Durand, gynécologue. Tout le problème est dans le fait de se considérer comme trop grosse, jugement qui ne correspond pas nécessairement à la réalité : seuls 23,3 % des femmes françaises sont en surpoids ou obèses (13 %). Mais l'apparence devient un impératif social tel que de nombreuses femmes s'imposent des choix alimentaires et recherchent des régimes (77 %), tout en les reconnaissant comme difficiles, voire très difficiles pour 35 % d'entre elles. L'ajustement des apports alimentaires ne se fait pas selon les nécessités biologiques mais sur des impératifs, esthétiques et sociaux, avec une confusion entre le poids et la silhouette. Pourtant, la cellulite par exemple ne disparaît pas avec des restrictions alimentaires et tout régime trop sévère provoque des effets rebonds qui favorisent, au contraire, le surpoids comme je l'ai développé dans l'un de mes précédents livres[1].

Ce décalage par rapport aux réels besoins physiologiques, qui n'est pas l'apanage des femmes, entraîne tout un cortège de troubles allant de la simple fatigue, aux difficultés de concentration et à parfois d'authentiques déprimes.

Mais, au-delà de cette problématique du contrôle du poids, existe-t-il une alimentation typiquement masculine ou féminine et, plus précisément, les facteurs sensoriels sont-ils différents d'un sexe à l'autre et induisent-ils des choix alimentaires spécifiques ? Plusieurs éléments de réponse peuvent être avancés, il y a :

1. *Vive les plantes*, Paris, Fayard, 2006.

– Les idées bien ancrées – des mythes – qui influent sur les comportements : le poisson serait plus apprécié par les femmes que par les hommes, inversement pour la viande ; le vin rouge serait plutôt masculin, le vin blanc féminin ; certains fruits plutôt féminin et certains types de légumes plutôt masculin. Il y aurait donc, d'une certaine manière, des aliments plutôt appréciés par les hommes et d'autres par les femmes, mais l'influence de l'éducation et des aspects sociologiques est primordiale. Il n'est donc pas aisé de faire la part des idées reçues et de la réalité des besoins biologiques. Il est en revanche certain que la trilogie viande, vin, café a représenté pendant très longtemps la force, celle-ci revenant aux hommes. L'adage « tu es ce que tu manges » n'a pas disparu de l'inconscient collectif et nombreux sont ceux qui, plus ou moins inconsciemment, ont l'impression par exemple de s'approprier la force du taureau ou du bœuf en consommant sa chair ! Cette notion que l'aliment transforme les humains est, en fait, toujours fortement ancrée. Par exemple, au moment d'une convalescence, seule une alimentation judicieusement choisie est supposée redonner de la force, favorisant la guérison. Il n'y a pas si longtemps, au temps où les nourrissons étaient allaités par des nourrices, on considérait même qu'il ne fallait leur confier que des enfants du même sexe. Ainsi, si une nourrice avait enfanté un enfant mâle, on ne pouvait lui donner à allaiter qu'un autre nourrisson masculin. L'embryon était présumé avoir influencé biologiquement sa mère nourricière, on parlait « d'empreinte ». L'empreinte masculine ne pouvait convenir aux filles et vice versa. Le risque était de perturber le métabolisme, d'engendrer des maladies, et de ne pas fournir le lait correspondant aux besoins pour viriliser les futurs hommes ou féminiser les futures femmes !

– L'observation des restaurateurs avertis concernant le choix des aliments par les hommes et les femmes ne doit pas être négligée. Selon eux, l'aspect et la présentation des assiettes, des plats, influencent davantage les femmes que les hommes. Les femmes sont particulièrement sensibles à la délicatesse avec laquelle les mets sont préparés, ce qui fait dire au restaurateur Jacques Le Divellec : « Contrairement à ce qu'on pourrait croire, les femmes ne détestent pas les abats : les ris de veau d'agneau par exemple, s'ils sont bien préparés, sont des petites choses très délicates et appréciées des femmes. »

En revanche, selon les restaurateurs que nous avons interrogés, les hommes semblent plus attirés que les femmes par les saveurs fortes, épicées. Quant au cassoulet, il ne serait pas un mets typiquement masculin ; il en est de même de la tête de veau, comme le montre la fête annuelle organisée par la Confrérie des entêtés d'Ussel en Corrèze.

Le point de vue des chefs cuisiniers femmes, dans ce domaine, n'est pas tranché. Elles sont peu nombreuses dans la haute restauration alors qu'elles sont réputées avoir plus le sens de l'équilibre nutritionnel. Historiquement, jusqu'à une période récente, la gastronomie – née sous cette appellation vers le XVIIIe siècle – était considérée comme une science. Qui dit science à cette époque, dit masculin ; la cuisine traditionnelle et rustique non scientifique étant, en revanche, féminine. Elle n'est pas méprisée pour autant et l'histoire reconnaît aux femmes la vertu d'être de très bonnes cuisinières, des cordons bleus. Leur cuisine ne s'emberlificote pas de recettes compliquées ; les différents plats réalisés le sont avant tout dans un contexte affectif et cherchent donc à être savoureux. Des recettes simples et plaisantes sont ainsi proposées dans différents livres anciens comme *La Cuisine de ma mère* ou *La Cuisine de Tante Marie*...

– L'influence biologique que peuvent avoir les aliments sur le statut hormonal des hommes ou des femmes est actuellement insuffisamment documentée. Pourtant, son impact est réel, le soja par exemple a des effets dits « œstrogènes *like* », c'est-à-dire que sa consommation entraîne une activation des récepteurs aux œstrogènes (en fait, tout dépend des doses ingérées, car des effets inverses peuvent aussi être observés, mais dans tous les cas il a une influence). Ces plantes font partie de la classe dite des phytoœstrogènes à laquelle appartient aussi le houblon que l'on trouve dans la bière. Les emballages plastiques contiennent aussi (voir chapitre 5) des composés mimant les œstrogènes, appelés xénoœstrogènes, dont on appréhende mal les effets sur l'homme en l'état actuel de nos connaissances.

La nature des aliments d'origine animale a-t-elle, elle aussi, une influence ? Est-il similaire de manger du jeune taureau ou une vieille vache ? Ainsi, le Dr G. Tallarico, dans les années 1950, se demandait si la consommation de viande d'un animal en chaleur, « actif pour les amours », tout imprégné d'hormones sexuelles, ne pouvait pas tout naturellement avoir un effet différent que celle de la viande d'un animal châtré dont « les fonctions érotiques sont mortes ».

Une étude anglaise a, dans un autre registre, montré que les poissons des rivières changeaient de sexe. Lorsque celles-ci étaient polluées par des dérivés hormonaux d'urines de femmes sous pilule ou sous traitements hormonaux lors de la ménopause.

Choix du sexe d'un enfant par l'alimentation

Peut-on choisir le sexe de son enfant en fonction des critères alimentaires ? Il s'agit d'une question récurrente posée depuis la nuit des temps.

Le sexe est déterminé par des facteurs génétiques : chromosomes – XX pour la fille, XY pour le garçon – et au moment de la puberté, la poussée des sécrétions hormonales imprègne les différents tissus de l'organisme et induit les caractères sexuels appelés secondaires, tels que les seins et le développement du tissu graisseux afin d'assurer une réserve énergétique pour les futures maternités et les allaitements, la pilosité, mais aussi l'augmentation de la masse musculaire pour les garçons.

On n'a aucune preuve scientifique de l'influence de certains types d'aliments sur l'induction du sexe du futur enfant avant procréation.

En revanche, l'alimentation est capable d'influer sur le devenir des tissus puisqu'il est admis que certaines stérilités, pour prendre ce cas particulier, peuvent être réversibles par une modification de l'alimentation, tout comme l'alimentation influence le devenir de nombreuses maladies[1].

L'impact des hormones ajoutées dans l'alimentation ne doit pas être négligé, même si une partie de celles-ci est transformée par la digestion.

Les hormones anabolisantes pour le bétail, interdites depuis 1988 en Europe, continuent à être utilisées légalement aux États-Unis pour la production de viande destinée à la consommation humaine, avec une limite de consommation quotidienne fixée par la Food and Drug Administration (FDA). Quelles en sont les conséquences pour l'homme ? Selon un communiqué récent de l'Agence de presse médicale (APM) du 29 mars 2007 : « La consommation par les femmes enceintes de bœuf élevé aux hormones stimulant la croissance est associée à une baisse de la qualité du sperme chez les hommes issus de ces grossesses », montre une étude américano-danoise.

1. Dr Laurent Chevallier, *Nutrition : principes et conseils*, Paris, Masson, 2005, 2e éd.

Shanna Swan de l'université de Rochester et ses collègues ont examiné la qualité du sperme chez 387 hommes et ont fait des parallèles, en fonction de la quantité de bœuf que leur mère avait consommée pendant leur grossesse aux États-Unis. Les fils des importantes consommatrices de bœuf pendant la grossesse (au moins 7 plats de bœuf par semaine) étaient 17,7 % à avoir une concentration de spermatozoïdes inférieure au seuil de 20 millions/ml défini par l'Organisation mondiale de la santé (OMS) pour l'infertilité, contre 5,7 % parmi les hommes dont les mères consommaient moins de bœuf.

– Dans un autre registre, différentes études et enquêtes montrent que les femmes ont naturellement tendance à manger moins que les hommes étant plus vite rassasiées. Parallèlement, elles semblent assez curieusement, et sans que l'on ait d'explication, moins aptes que les hommes à assurer une régulation énergétique des apports. Elles ajusteraient moins bien leurs ingestats par rapport aux repas antérieurs. Lorsqu'un repas assez calorique a été pris, le ou les suivants doivent naturellement l'être moins. Cette régulation énergétique semble être mieux réalisée par les hommes, ce qui ne les empêche pas d'être en surpoids.

– Sur le plan du goût, un tellement grand nombre de facteurs interviennent qu'il n'est pas toujours aisé de faire la part de ce qui revient à des aspects biologiques sexués de ce qui est issu d'un déterminisme sociologique et familial. Néanmoins, le pouvoir discriminant des saveurs existe pour les épices ; pour le sucré, la perception de la concentration de sucre dans les produits est différente entre les hommes et les femmes. Il faut aux hommes des concentrations de l'ordre de 10 % de sucre (saccharose) pour être correctement perçues alors que des concentrations deux fois plus faibles le sont par les femmes, d'où des apports moindres. Elles ont probablement des papilles d'une sensibilité plus grande, mais il existe bien sûr de grandes variabilités sur le plan individuel chez les deux sexes. Le tabagisme, quant à lui, influe sur le goût aussi bien pour les femmes que pour les hommes en orientant les choix vers ce qui est frit, épicé, au détriment des légumes vapeur et des fruits. Le tabac modifie, mais de façon heureusement réversible, les bourgeons du goût en réduisant la discrimination gustative.

– Les stratégies, indépendamment des aspects sensoriels, développées par les hommes et les femmes pour le choix de leurs aliments sont différentes. Des typologies actuelles de mangeurs ont été élaborées afin d'analyser leurs habitudes. Il ressort qu'entre les hommes et les femmes, il existe des sensibilités d'approche spécifiques ; elles sont, par exemple, plus préoccupées que les hommes par la valeur santé de l'alimentation. Ce facteur influence leur choix, alors que les hommes – mais cela dépend de leur âge – se déterminent plus sur des préférences personnelles, ce que confirme l'étude que nous avons menée en clinique. Plus pour elles et plus tôt, le fait de bien manger est un moyen de conserver la santé et de contrôler leur poids. Elles semblent également avoir des connaissances plus grandes que les hommes sur la nutrition, mais aussi détaillent mieux en faisant les courses la composition des produits alimentaires en lisant de façon plus régulière et plus attentive les étiquettes.

– La publicité, au-delà de ce qui sera développé (chapitre 26), a investi le champ de la séduction. L'approche publicitaire se réalise en fonction de la cible féminine ou masculine, et façonne les produits et leur présentation de manière à attirer les femmes car elles sont les principales acheteuses et surtout préparatrices des repas. Les plats prêts à consommer sont faits pour les satisfaire car ils diminuent leur temps d'intervention. Les produits allégés sont supposés leur permettre de contrôler leur poids (argument marketing dont nous avons vu le peu de pertinence). Différents produits comme les yaourts, avec divers éléments ajoutés, doivent leur éviter l'inconfort intestinal tel que les douleurs abdominales ou la constipation, troubles digestifs plus souvent présents chez les femmes que chez les hommes.

La publicité cherche aussi souvent à créer des liens étroits de sensualité avec l'aliment. Cela s'exprime par la suggestion, « Un café nommé Désir », mais aussi par l'utilisation – voire la surutilisation – de femmes aguichantes. L'objectif est bien de séduire. Parfois, ce sont les aliments eux-mêmes qui sont voluptueusement suçotés ou partagés. Tout est utilisé pour rendre l'alimentation désirable. Il faut dire que les produits transformés contemporains, sans leur emballage, sont souvent bien peu attirants. Le talent des concepteurs, dont l'objectif est de provoquer des impulsions d'achats, semble sans limites.

Alimentation et séduction

Il serait incomplet de livrer une analyse sur l'influence du sexe dans l'alimentation sans évoquer son rôle direct dans la séduction. On ne propose pas la même nourriture à une personne pour laquelle on a de l'affection que pour une personne qui nous est indifférente, surtout lorsqu'il s'agit du sexe opposé.

Commençons par le vocabulaire français qui est étonnant : « mon petit chou » s'adresse à l'être aimé, la femme sera « craquante » et son amoureux lui annoncera : « je vais te manger », dans une approche liée à un désir fusionnel. Ne parle-t-on pas aussi d'« appétit sexuel » ? Les choix des aliments dans la description de l'être cher ne sont pas anodins. Les yeux sont en amande, couleur noisette, les lèvres pulpeuses, les cheveux blonds comme les blés pour désigner les traits plaisants. Quant aux vins de Bordeaux appréciés, ils auront de la « cuisse ». Parfois le vocabulaire devient nettement moins amène, il ne s'agit plus de séduction lorsqu'on emploie le terme de « boudin », pour désigner une femme moins gâtée par la nature ; quant aux hommes, ils peuvent avoir de la brioche.

Le célèbre cuisinier Curnonsky avait noté que « les grands amants sont aussi de grands gourmands » et donna cette recommandation aux hommes : « Toutes les vraies amoureuses que nous avons pu observer étaient des gourmandes. Ne courtisez jamais une belle qui ne soit pas gourmande. Vous commettriez une erreur de psychologie et même de physiologie. » Quant aux femmes, on peut leur conseiller de se méfier des hommes qui sont trop rapides à table, savourent peu ce qui est dans leur assiette et mangent trop vite. Ils risquent fort de faire de même au lit, animés plus par le besoin que par le désir. Du *fast food* au *fast sex* il n'y a qu'un pas !...

Avez-vous aussi constaté que les plus belles histoires d'amour commencent par des affinités alimentaires ? Rappelez-vous par exemple les personnages de *Bel Ami* de Guy de Maupassant : au cours d'un repas, autour d'une bonne table avec quelques mets délicats et des gorgées de champagne, *Bel Ami* observait que « la pensée de l'amour, lente et envahissante, entrait en eux, enivrait peu à peu leur âme, échauffait leur sang et troublait leurs esprits ». « La bonne chère n'est qu'une étape du processus de séduction. L'accord érotique et l'intimité des sentiments viennent ensuite », analyse de même le psychiatre Willy Pasini.

L'alimentation peut aussi stimuler le désir. Historiquement, on raconte de façon assez plaisante qu'un pâté de foie aux truffes consommé par ses parents ne serait pas étranger à la naissance d'Henri IV et que celle du fils de Napoléon, l'Aiglon, serait également liée aux truffes dont Galien affirmait déjà dans l'Antiquité : « La truffe produit une excitation générale qui dispose à la volupté. » Pour l'histoire – ou la légende –, Napoléon, ayant des difficultés à assurer sa descendance, s'en désolait et aurait fait appeler un de ses officiers réputés « essaimer de nombreux bâtards ». « Sire », lui aurait-il dit, « je me régale auparavant d'une dinde bourrée de truffes et je bois une bouteille de champagne sec. » Napoléon aurait suivi son conseil ! Les poissons, les crustacés et surtout le caviar ont toujours également eu la réputation d'exciter le désir. On raconte que Catherine II de Russie ne donna un héritier Paul Ier qu'après un dîner à base de caviar !

Des recettes aphrodisiaques jalonnent le cours de l'histoire, il s'agit d'une constance dans tous les pays. On prêtait des vertus stimulantes à des aliments grâce à des préparations spécifiques qui restaient mystérieuses. L'une d'elles, appréciée par le Tout-Paris au début du XXe siècle, était clairement annoncée comme prédisposant aux « choses de l'amour » : à base d'oursins, de différents types de coquillages, de crustacés, de poulpes et de petits poissons, le tout cuit dans un bain-marie avec d'abondantes épices, et relevé par un vieux cognac. Elle avait le nom de « rossole » – le plat du désir – dont la composition exacte était tenue secrète !

Dans le domaine des aphrodisiaques, les produits de la mer sont presque toujours en bonne place, tout comme la truffe, mais parfois aussi des aliments surprenants comme l'artichaut. Il a eu son heure de gloire au XVIe siècle. Catherine de Médicis en raffolait, dit-on, « pour avoir le cul chaud », comme cela se criait dans Paris. Il faut dire que Nostradamus lui avait affirmé qu'il s'agissait d'un aphrodisiaque. Cela prit de telles proportions qu'on n'osait pas en donner à manger aux jeunes filles non mariées de l'époque !

La confiture de safran et le chocolat ambré (l'ambre étant issu des intestins du cachalot) étaient également réputés « échauffer » le sang. Les aromates et les épices ont toujours eu bonne réputation dans ce domaine, comme l'anis, la cannelle, la coriandre, le cumin, le gingembre, la noix de muscade, le piment, essentiellement celui de Cayenne, le poivre, la pimprenelle, le safran. Le raifort, la roquette et la sarriette étaient également réputés aphrodisiaques.

Parmi les recettes historiques « incitant » à l'amour, citons :

– *La soupe au vin du roi Alphonse XII* : elle est composée d'un bouillon de légumes contenant un peu de lait, d'un verre de vin rouge rehaussé de cannelle, d'un clou de girofle et de noix de muscade râpée. Du sucre était généralement ajouté, parfois des croûtes de pain. Ce bouillon était consommé chaud et préparé à la nuit tombante.

– *La soupe à l'oignon du roi René* : l'oignon faisait partie des légumes réputés donner de la force, il était haché et roussi dans un peu de matière grasse, mouillé avec un peu de bouillon. Un bouquet garni était ajouté pendant que l'ensemble mijotait. À la fin de la préparation, étaient également ajoutés du gingembre et du poivre. Une larme de cognac complétait le tout. Généralement, au dernier moment, l'ensemble était lié avec un ou deux jaunes d'œuf.

– *L'omelette aux fleurs d'or* : cette omelette se faisait de façon classique, avec des œufs battus et était assaisonnée de gingembre, de poivre et de noix de muscade ; les fleurs d'or étaient des fleurs de salsifis qui sont d'un jaune éclatant lorsqu'elles sont cueillies en bouton. S'il vous est difficile de trouver de telles fleurs, vous pouvez toujours les remplacer par de la truffe !

La gourmandise appréciée par les gourmets et prédisposant aux joies amoureuses a toujours été différenciée des excès de table (goinfrerie). Considérés comme préjudiciables, car « alourdissant » l'estomac et faisant « gargouiller » les intestins, ils pouvaient produire l'effet inverse de celui attendu, celui d'endormir ! Si, de plus, les desserts sucrés et les boissons alcoolisées étaient abondantes, la galanterie ne pouvait aller bien loin... ! On sait maintenant que l'alcool est un désinhibant, mais bu avec moins de retenue, il se révèle être un sédatif qui, de surcroît, donne un sommeil de mauvaise qualité.

S'adonner à la gourmandise est une vertu positive et non pas un péché, ou alors un « petit péché mignon » ; le terme « petit » signifiant une approche intimiste et positive... La gourmandise est finalement l'art d'apprécier les bonnes choses de la vie, dans un sens culinaire mais aussi sexuel.

21

Ce que révèlent les études sur l'évolution du comportement alimentaire

Différentes études ont cherché à mieux cerner les habitudes alimentaires des Français et des Européens. Parmi celles-ci, citons l'étude Inca (étude individuelle nationale des consommations alimentaires) qui s'est poursuivie par l'étude Inca 2 (résultats non encore publiés), le baromètre santé nutrition de 2002 et le projet DAFNE (Data Food Networking ou réseau de données alimentaires). L'étude Inca permet, schématiquement, de classer les consommateurs en différents groupes définissant des typologies spécifiques. Le baromètre santé nutrition donne des éléments intéressants sur les prises alimentaires, leur répartition dans la journée ainsi que sur l'environnement les accompagnant, comme le temps consacré aux différents repas au cours de la journée, les activités concomitantes comme regarder la télévision, etc. Le projet DAFNE assure le suivi des habitudes alimentaires des consommateurs pour mieux comprendre leurs choix dans dix pays européens (Allemagne, Belgique, Espagne, Finlande, France, Grèce, Italie, Norvège, Portugal, Royaume-Uni). Ce suivi se fait sous forme d'un recueil d'informations permettant de nourrir une banque de données qui sera régulièrement actualisée. Ces différentes enquêtes et études – il en existe d'autres, mais celles-ci font partie des plus institutionnelles – mettent en avant l'évolution des habitudes alimentaires, loin d'être figées.

L'ÉTUDE INCA

Six typologies de consommateurs ont été définies. Il ne s'agit pas bien sûr d'une vue exhaustive mais d'une approche statistique permettant de regrouper, avec toutes les limites que cela comporte, des attitudes alimentaires convergentes ; nous y avons ajouté un commentaire interprétatif. On a ainsi défini schématiquement :

Les petits mangeurs diversifiés. Ils représentent environ 15 % de la population, essentiellement des femmes (80 %) dont la plupart ont moins de 45 ans. Les apports alimentaires sont inférieurs à 2 000 kcal et les menus sont généralement composés de produits laitiers, de légumes, de fruits, de céréales et légumineuses avec des apports en viande et en graisses animales peu importants. Les fruits sont régulièrement consommés. *A priori*, dans cette catégorie, les apports sont assez bien équilibrés. Cependant, ces petits mangeurs ont parfois, de par les faibles quantités ingérées, des fatigues inexpliquées provenant de déficits d'apports en éléments nutritionnels, notamment en vitamines et minéraux.

Les gros mangeurs diversifiés. 14 % de la population se retrouvent dans cette catégorie, essentiellement formée d'hommes entre 25 et 54 ans. Les apports alimentaires assez diversifiés sont plutôt élevés en calories, environ 3 000. La consommation est assez importante en viande, en pain, parfois en sauces et en produits avec sucre ajouté. Le milieu socio-culturel de ce groupe est considéré comme assez élevé. Pratiquement une personne sur deux dans ce groupe est en surpoids. Malgré tout, le taux d'obésité est peu important (9,7 %). On note généralement peu de déficits d'apports en nutriments et micronutriments, sauf en cas de consommation de fruits et légumes insuffisante.

Les mangeurs standards. Ils représentent 27 % en moyenne de la population et la plupart sont des adultes d'âge mûr. Ils ont une alimentation considérée comme « traditionnelle » par rapport à ce qui se pratique en France : environ 40 % de ces personnes sont en surpoids (IMC[1] supérieur à 25), en partie lié à une sédentarité importante. Les déficits d'apports en nutriments et micronutriments dans cette tranche ne sont pas fréquents, mais dépendent des choix alimentaires spécifiques faits sur le plan individuel.

Les jeunes mangeurs. Ils font peu attention à leur alimentation. Il s'agit en grande majorité d'hommes entre 18 et 34 ans. Les biscuits, pâtes, sodas, chocolats ne les effraient pas. La ration calorique quotidienne est d'environ 2 300 kcal. Dans ce groupe, les apports en nutriments et micronutriments peuvent être insuffisants alors que les produits contenant des matières grasses salées et sucrées sont généralement surconsommés. À terme, des conséquences pour leur santé risquent de survenir – mais sont actuellement mal évaluées – si leurs habitudes alimentaires ne se modifient pas.

Les petits mangeurs pressés. Presque 18 % de la population représentent ce groupe, dont une majorité de femmes jeunes (70 %). Les apports énergétiques sont inférieurs à 2 000 kcal et proches de ceux du premier groupe. La diversification alimentaire ne les caractérise pas et la tendance est de consommer des plats vite préparés déjà conditionnés et prêts à consommer et des viennoiseries. Les personnes de ce groupe semblent

1. L'Indice de la masse corporelle, c'est le poids divisé par la taille au carré (voir p. 264).

porter peu d'intérêt à la qualité nutritionnelle des produits mais sont soucieuses de leur poids puisqu'il n'y a qu'un faible pourcentage de personnes en surpoids et obèses. Ce groupe est, comme le précédent, à fort risque de déficits en micronutriments et nutriments. Sur le plan médical, il s'agit d'une préoccupation pour les médecins nutritionnistes puisque les jeunes femmes de ce groupe sont en âge de procréer et des déséquilibres nutritionnels peuvent être préjudiciables au moment des grossesses.

Les gros mangeurs monotones. 11 % de la population font partie de ce groupe, essentiellement des hommes, d'un niveau socio-éducatif relativement bas. L'attirance se fait vers les produits gras qui sont consommés en excès, notamment les charcuteries, les féculents, mais aussi les boissons alcoolisées et le café. La proportion de personnes en surpoids et obèses est importante dans cette catégorie (environ 1 sur 2). Les déséquilibres alimentaires sont marqués dans ce groupe qui se caractérise par une faible consommation de fruits et légumes frais. Une telle alimentation présente des risques pour la santé.

Le baromètre santé et nutrition 2002

Il donne des résultats intéressants sur la consommation des Français et leurs manières de table à partir d'une enquête réalisée auprès d'un échantillon représentatif de 3 153 personnes dont l'âge s'étalait de 12 à 75 ans.

Concernant la répartition des repas, 9 Français sur 10 déclarent avoir consommé la veille du jour où on les a interrogés trois repas sans différence de sexe ou de revenus ; néanmoins cette pratique dépend de l'âge et augmente à partir de 18 ans.

Le petit déjeuner est pris par plus de 9 Français sur 10, mais 14 % n'absorbent qu'une boisson. Les femmes structurent davantage que les hommes le petit déjeuner.

Le déjeuner de midi est composé, quant à lui, pour plus d'un tiers des personnes interrogées par trois plats, les femmes s'orientant plus que les hommes vers deux plats.

Le dîner est pour plus d'un tiers des personnes composé de deux plats et une proportion à peu près équivalente structure leur dîner en trois plats.

En ce qui concerne la prise d'aliments en dehors des repas, le grignotage est défini par le fait de manger au moins une fois entre les trois principaux repas et, lors de cet ou ces épisodes, les prises sont renouvelées plusieurs fois. Seules 8,8 % de la population le font avec une proportion plus importante chez les plus jeunes, sans différence entre les hommes et les femmes.

Concernant la compréhension des messages nutritionnels délivrés, ceux-ci sont de mieux en mieux perçus notamment par les femmes, mais ne sont pas pour autant automatiquement appliqués. Il y a des différences notables en fonction de l'âge quel que soit le sexe, puisque plus on avance en âge, plus les préoccupations santé liées à l'alimentation sont fortes ; les jeunes sont plus attirés vers les produits sucrés et les snacks (pizzas, sandwiches, tartes).

Concernant la consommation de boissons, celle de produits alcoolisés a diminué de 1996 à 2002, celle de l'eau minérale et de source a progressé. Les jeunes sont attirés par les jus de fruits, sodas et sirops.

L'environnement dans lequel sont pris ces repas évolue. On observe que près de la moitié des personnes vivant en famille consomment seules le petit déjeuner, avec un temps moyen de 15 minutes. Celui-ci est pris dans 95,2 % des cas au domicile et environ 1/5 regarde la télévision en même temps. Pour le déjeuner, 2/3 parmi les personnes ne vivant pas seules le prennent en famille et il dure en moyenne 37 minutes, environ 12 % y consacrant moins d'un quart d'heure. Un tiers regarde la télévision pendant le temps de ce repas. Le dîner est le principal repas pris en famille (86,2 %). Il dure en moyenne 39 minutes mais une personne sur deux regarde la télévision en même temps !

Les auteurs de cette enquête notent qu'un Français sur trois ans opte pour quatre prises alimentaires quotidiennes, la collation étant située l'après-midi, avec un aspect plutôt féminin à ce modèle, probablement parce qu'elles sont présentes à la maison et mangent moins le midi.

Une simplification des repas et un appauvrissement de la diversité des aliments consommés sont observés, mais le modèle alimentaire traditionnel français reste encore bien présent, ce qui est rassurant, avec ses trois principaux repas, encore largement partagés en famille. La télévision « s'invite » néanmoins de plus en plus.

Différents organismes officiels ont pour tâche d'observer l'évolution de la consommation alimentaire des Français au domicile et au travail ; les résultats simplifiés issus du rapport parlementaire présenté par Claude Saulnier sont présentés dans le tableau ci-dessous donnant la tendance de consommation de différents produits alimentaires.

Évolution de la consommation de produits alimentaires

Produits alimentaires dont la consommation a augmenté	
Jus de fruits, de légumes	↑↑↑
Plats cuisinés	↑↑
Condiments, vinaigres, sauces préparées	↑↑
Produits laitiers frais	↑↑

Aliments diététiques et pour bébés	↑↑
Vins AOC et vins de qualité supérieure	↑↑
Crèmes glacées	↑
Céréales secondaires (riz...)	↑
Boissons non alcoolisées élaborées (gazeuses...)	↑
Poissons en conserve, surgelés, fumés	↑
Eaux minérales	↑
Produits alimentaires dont la consommation a diminué	
Pain	↓
Triperie	↓
Entremets desserts	↓
Pommes de terre	↓
Pâtisserie fraîche	↓
Veau	↓↓
Sucre (consommation directe)	↓↓
Laits concentrés et secs	↓↓
Vins de consommation courante	↓↓
Cheval	↓↓

Projet DAFNE

Une banque de données a été créée en Europe permettant d'analyser l'évolution des consommations alimentaires dans différents pays de l'Europe. Quelques grandes tendances ont pu être dégagées.

Si l'écart entre les pays du Nord et ceux du Sud a tendance à s'estomper progressivement, des particularismes néanmoins perdurent avec, au Nord, une consommation plus importante de féculents et de matières grasses sous forme de margarines ou de graisses animales, alors qu'au Sud la consommation de matières grasses se fait surtout par l'huile d'olive (Grèce, Italie et Espagne). La consommation de fruits et légumes a tendance à s'uniformiser avec une augmentation des apports au Nord. Il existe néanmoins des différences sociales dans tous les pays, les fruits étant moins consommés dans les couches sociales défavorisées. En ce qui concerne les boissons alcoolisées et non alcoolisées, leur consommation est supérieure en Europe du Nord et centrale. Le vin est plus en vogue en France ; en Allemagne et en Finlande c'est la bière ; les sodas sont, quant à eux, plus consommés en Norvège et au Royaume-Uni.

De grands groupes ont été définis. Le premier correspond à ceux qui achètent des aliments variés, des fruits et légumes, des céréales, de la viande, du poisson, des produits laitiers. Les personnes retraitées ont tendance à faire largement partie de ce premier groupe, contrairement aux travailleurs qui respectent moins les recommandations de diversification. Le second groupe se caractérise essentiellement par l'achat d'aliments déjà préparés, de boissons et par la moindre consommation d'aliments végétaux. Les habitants des zones urbaines ou semi-urbaines font plutôt partie de ce groupe, ainsi que les ménages avec enfants.

Ces études et enquêtes n'offrent bien sûr qu'une vision partielle tant les particularismes individuels, sociaux et culturels sont importants. Mais elles permettent de pouvoir mieux orienter certains types de conseils nutritionnels, dans le cadre de politiques de prévention sanitaire. Les comportements alimentaires font toujours intervenir des interactions complexes entre éléments nutritionnels et non nutritionnels, de plus en plus fortement dépendants de l'offre de l'industrie agroalimentaire, conditionnés par des stratégies marketing soigneusement étudiées.

22

L'influence religieuse

Toutes les religions cherchent à régir les questions fondamentales de la vie et à orienter les comportements des individus ; celui de se nourrir appartient naturellement à leurs sphères d'influence. Les textes religieux définissent ainsi des règles de vie à respecter, celles-ci étant façonnées par Dieu, et il convient de ne pas les transgresser pour assurer son propre salut et la pérennité de l'ordre de l'Univers. L'homme, en suivant la voie divine, s'évite ainsi les malédictions.

Même pour les agnostiques et les athées, les religions sont à la source de leurs cultures, mais une forme de scientisme plus ou moins prégnant ou d'« athéologie » les a en partie remplacées. De nouvelles règles apparaissent, présentées comme « scientifiques », qui génèrent de nouveaux rites avec leurs officiants, leurs congrès et multiples colloques faisant office de grandes messes. L'approche du monde se doit d'être rationnelle ; or, paradoxalement, par des effets indirects, la science favorise au contraire l'irrationalité des comportements humains, notamment sur le plan alimentaire, ne fournissant que des données partielles, voire contradictoires dans le temps.

Le pur et l'impur selon les textes bibliques

Les textes sacrés ont défini les règles à suivre et, pour ce qui nous intéresse ici, la façon de se nourrir, façonnée non pas par des arguments diététiques ou de santé mais par des principes de « pureté ». Sont ainsi distingués des aliments purs et impurs, c'est-à-dire consommables et non consommables, à bien différencier de ce qui est comestible. Comment sont-ils définis par la Bible, qui est à la source des textes sacrés chrétiens, et par le Coran qui reprend les mêmes préceptes concernant l'alimentation ? À la lecture de la Bible, on ne trouve aucune considération d'ordre hygiéniste contrairement à une idée répandue, le choix des nourritures se faisant uniquement à partir d'une vision très spécifique du monde. Tout est lié à une approche de l'univers forgée sur la notion de division : la lumière est séparée des ténèbres, le ciel des eaux et la création des animaux sur la terre a lieu dans des milieux distincts avec leurs spécificités propres.

Les animaux doivent être parfaitement adaptés au milieu dans lequel ils vivent. Sur la terre, ils doivent se mouvoir avec un système de locomotion adapté. Ceux qui rampent, tel le serpent, ou se déplacent au ras du sol comme les souris, n'ayant pas atteint un degré suffisant de perfection, sont considérés comme impurs et doivent être rejetés de l'alimentation. Dans l'eau, les animaux doivent se déplacer en nageant, ce que font les poissons grâce à leurs nageoires ; les coquillages immobiles ou les crustacés qui marchent au fond de l'eau sont aussi considérés comme impurs et ne doivent pas être consommés. Dans l'air, les oiseaux doivent voler ; ceux qui ne peuvent que marcher comme des autruches ou préfèrent les milieux aquatiques comme les pélicans ou les cygnes sont également impurs. Ainsi, tout ce qui est hybride est rejeté, il s'agit de l'élément essentiel qui guide tous les choix de nourriture d'origine animale. Dans l'ordre divin d'origine biblique, il faut également que les animaux consommés n'aient pas enlevé la vie. On ne mangera donc pas les carnivores ni les omnivores comme les cochons dont le système alimentaire est difficile à définir, donc suspect. Cette notion explique tout simplement le rejet de la consommation de tout ce qui est issu du porc, repris par le Coran et respecté par les musulmans. Parmi les ongulés – animaux à sabots (cheval, cochon, vache, moutons) –, seuls les herbivores sont considérés purs.

Les autres animaux, telles les tortues, les salamandres, les taupes, sont considérés comme « inachevés », et dès lors impropres à la consommation.

Dans les textes sacrés, ce n'est qu'après le Déluge, que la nourriture carnée fut admise, une humanité nouvelle apparaissant alors. Au commencement étaient Adam et Ève, représentés comme végétariens avec cette symbolique forte qu'est la pomme.

Si la consommation de viande devient permise, il n'en reste pas moins que le fait de tuer un animal, et ceci concerne toutes les religions, même pour se nourrir, peut être assimilé à un « meurtre ». Chaque animal a une âme et représente la vie ; la lui retirer modifie l'ordre de l'univers. Dès lors, sur le plan religieux, sont mises en place des stratégies de gestion des abattages. La première consiste à faire tuer l'animal dans un schéma sacrificiel (Aïd el-Kebir par exemple). Le sacrifice se fait pour Dieu et ensuite l'homme peut consommer la viande. L'autre consiste à ritualiser la mort de l'animal selon des règles précises sous l'autorité religieuse. La consommation de viande casher dans le judaïsme ou halal dans l'islam obéit à ces principes qui sont toujours d'actualité. Le christianisme se distingue, quant à lui, par l'eucharistie où le sacrifice devient celui de Dieu, puisqu'il se donne à manger aux hommes par l'intermédiaire du Christ : « Jésus prit du pain, le bénit, le rompit et le donna aux disciples en disant : prenez, mangez, ceci est mon corps. Puis, prenant une coupe [de vin], il rendit grâce et la leur donna en disant : buvez-en tous car ceci est mon sang, le sang de l'alliance, qui va être répandu pour une multitude en rémission des péchés » (Matthieu).

Il existe d'autres préceptes religieux issus des textes sacrés, comme la recommandation de ne consommer que de la nourriture la moins transformée possible, elle demeure ainsi la plus proche de son état de pureté originelle offerte par le Créateur. Dans la religion juive sera préparé du pain sans ferment, du pain azyme, moins transformé que le pain avec levain.

Principes alimentaires de base des diverses religions

La religion chrétienne s'est appuyée sur les Évangiles, et l'Église y a puisé ses dogmes, sa morale et sa liturgie. Sur le plan alimentaire, au-delà de l'eucharistie, le Christ libère les hommes des interdits alimentaires. Il n'y a plus de tabou en tant que tel, mais des périodes où certains aliments sont prohibés comme au moment du carême ou le vendredi saint en souvenir de la souffrance du Christ sur la croix. Les jours maigres, sans viande ni lard, s'étalent sur cent cinquante jours dans l'année, durant lesquels la consommation du poisson est autorisée. L'ascétisme n'est de rigueur que par période, parallèlement les excès de table sont considérés comme un péché. Si la gourmandise est effectivement appelée le septième péché, il ne faut cependant pas se méprendre sur l'interprétation du terme lui-même. Il s'agissait en effet non pas de la gourmandise au sens où nous l'entendons aujourd'hui, mais de gloutonneries et de beuveries, c'est-à-dire de démesures et d'excès condamnables.

Dans la religion chrétienne, historiquement, ce sont surtout les cathares, une branche « hérétique » du christianisme au Moyen Âge, qui iront le plus loin dans la recherche de la pureté originelle, en s'appuyant sur les textes sacrés fondateurs du christianisme, les interprétant à leur manière. Leur vision de la pureté ne s'est élaborée que dans le cadre d'une rigueur de vie basée sur l'ascétisme absolu. Sur le plan alimentaire, outre les instructions bibliques suivies à la lettre, tout ce qui pouvait être perverti par la sexualité devait être également rejeté. Ainsi, la viande – les animaux copulants – et les œufs – issus de la sexualité des volailles et pouvant donner la vie – étaient considérés comme impropres à être ingérés. Seule la consommation de poisson était autorisée car les Cathares pensaient alors que les poissons ne se reproduisaient pas, mais se multipliaient par scissiparité de façon autonome. L'alimentation était donc en très grande partie végétarienne, voire végétalienne pour ceux qui n'avaient pas accès à l'alimentation issue de la mer.

Concernant les préceptes alimentaires des Israélites, ils sont restés très proche des textes sacrés. Ainsi, si un animal est consommé, il est interdit de consommer son sang, Moïse ayant dit : « Vous aurez le droit de manger de la viande comme vous le désirez. Mais le sang, vous le jetterez. » Le sang est tabou. Cela n'est pas la règle dans toutes les religions de la planète. Ainsi, par exemple, des peuples comme les Massaï d'Afrique orientale boivent au contraire le sang encore chaud des bovins, ou s'en servent pour délayer des mets à base de céréales. Les bêtes ne sont pas tuées, mais les fléchettes creuses tirées au niveau du cou des animaux permettent d'en extraire le sang.

La pratique casher perdure fortement chez de nombreux juifs, tout comme celle de la consommation du pain sans levain. Le rigorisme religieux impose même de ne pas consommer d'aliments manipulés par des incroyants, ce qui de nos jours est quasi impossible à respecter.

L'islam, comme le judaïsme, porte une grande attention aux aliments, en dissociant bien ceux qui sont purs et impurs. Toute viande sauf celle de porc – interdite – doit être consommée halal, vidée de son sang. Dans la pratique islamique, les boissons alcoolisées sont également proscrites car, en pouvant provoquer l'ivresse, elles risquent de distraire de la pratique religieuse

L'hindouisme, pour sa part, préconise le végétarisme, non pas tant par rejet de la viande en elle-même mais par la volonté de ne pas tuer un être vivant. C'est l'application de la non-violence contre toute forme de vie, y compris animale. Dans la religion jaïniste, cela va encore plus loin puisqu'on ne consomme pas les plantes auxquelles on pourrait retirer la vie. Ainsi, tous les légumes racines sont exclus des prises alimentaires ; ne sont consommés que les graines, les fruits et les feuilles.

L'ALIMENTATION COMME FACTEUR D'IDENTITÉ

L'alimentation constitue un repère identitaire extrêmement puissant, ce qui explique que la plupart des rituels et des symboles religieux se font autour de la nourriture.

Il est intéressant d'analyser ce qu'il advenait des pratiques alimentaires lors de conversions religieuses forcées. À titre d'exemple, analysons ce qui s'est passé au XVe et XVIe siècles dans la péninsule Ibérique où les chrétiens castillans vainquirent l'islam. La dernière grande ville tombée dans leurs mains était Grenade. Les musulmans, dans cette région, avaient le sentiment d'une double identité : celle liée à leur religion et celle d'être andalou. La conversion religieuse imposée se transforma vite en persécution. Qu'advint-il des pratiques alimentaires et notamment du tabou du sang, du rejet du porc et de la nécessité de rites d'abattage spécifiques ? L'Inquisition, ne pouvant agir que difficilement sur les pratiques alimentaires intimes des habitants, concentra son action essentiellement sur la surveillance des boucheries. De nombreux animaux étaient, de ce fait, tués illégalement, ce qui, le danger aidant, renforçait la conscience identitaire des musulmans. Les habitudes alimentaires, avec la consommation de plats comme le couscous, les galettes de pain accompagnées de poulet, les ragoûts sans lard, les fromages restèrent vivaces ainsi que les manières de table qui étaient de manger sur des tables basses. Comme le rapporte l'historienne Teresa de Castro citant un texte de 1572 : « Nous sommes maures dans nos maisons mais nous disons chrétiens à l'extérieur. » La résistance au changement religieux imposé se fit essentiellement par la persistance des modes de vie musulmans, notamment sur le plan culinaire. Et, finalement, certains plats typiques des populations andalouses musulmanes furent intégrés ensuite dans le patrimoine culinaire castillan !

Le partage et les fêtes, points communs de toutes les religions

Il serait erroné de ne voir les principes alimentaires dictés par les religions qu'à travers le prisme de l'ascétisme et du jeûne. Le plaisir de manger, et plus exactement le partage, est considéré comme un acte social fondamental. Il est présent dans toutes les religions. Aux jours maigres ou de jeûnes encadrés (Yom Kippour, ramadan, carême) succèdent des périodes de fêtes. Les festins sont des moments d'intense communion et de fraternité, incluant une distribution communautaire de la nourriture. L'hospitalité est la règle ; il s'agit d'une façon d'honorer Dieu.

Dans la plupart des religions se retrouver autour de la nourriture au moment des fêtes est une constante, même si de nombreux particularismes régionaux et sociaux les singularisent.

LES AVATARS DES PRÉCEPTES NON RELIGIEUX CONCERNANT L'ALIMENTATION

Les pratiques religieuses sont fort intéressantes pour les nutritionnistes car, en dictant la façon de se nourrir, les formes d'angoisse inhérentes au choix des aliments s'éloignent ainsi que les interrogations concernant leur devenir dans le corps (incorporation d'un corps étranger). Les règles religieuses permettent à celui qui les applique une certaine forme de sérénité comportementale, de se rapprocher ainsi de Dieu et d'assurer le salut de son âme.

Soulignons que l'on a cherché à justifier ou à interpréter à tort certaines pratiques alimentaires religieuses par des principes hygiénistes, notamment en ce qui concerne le porc. Si celui-ci est effectivement facilement parasité (ténias, parfois la trichinose), les bovins (ténia) l'étaient tout autant ; d'autres types de maladies, comme la tremblante ou la brucellose, existaient aussi chez le mouton, même si l'origine de toutes ces maladies n'était bien entendu pas identifiée.

Petit à petit, des principes diététiques et hygiénistes remplaceront l'ordre alimentaire dicté par les religions. Ils ont pris le dessus dans nos sociétés occidentales dans lesquelles l'ordre religieux décline. Ils remplaceront l'ordre alimentaire dicté par les religions mais induiront une perte des repères, celle-ci provoquant des troubles de conduite alimentaire. L'homme se laisse envahir par d'autres peurs que celle de ne pas suivre les commandements divins et devient plus dépendant d'autres influences, notamment sociales et publicitaires.

La science, malgré les immenses progrès qu'elle a permis, notamment dans la lutte contre de multiples infections, a paradoxalement créé un environnement sur le plan alimentaire qui est très éloigné de la naturalité pour laquelle l'homme a été programmé génétiquement. L'émergence de multiples maladies dites de civilisation en est la conséquence.

Si la science a affranchi l'homme de la reconnaissance qu'il pouvait avoir vis-à-vis de Dieu pour « sa grâce » à lui donner son « pain quotidien », elle l'a aussi conduit vers des difficultés comportementales, ce qui n'a fait que majorer l'irrationalité de son approche alimentaire.

Cinquième partie

ÉVITER LE SURPOIDS. FACTEURS ALIMENTAIRES ET NON ALIMENTAIRES

23

Du surpoids à l'obésité

L'homme, tout au long de son histoire, n'a pas bénéficié de l'abondance alimentaire que l'on connaît aujourd'hui, du moins en Europe (de nombreuses populations dans le monde connaissent la sous-nutrition qui touche plus de 800 millions d'êtres humains). Les périodes de disette se succédaient et alternaient avec celles de famine ; les hommes qui étaient capables de mieux stocker que les autres, c'est-à-dire d'épargner une partie de ce qu'ils absorbaient, étaient avantagés. Dans le contexte actuel de pléthore de l'offre alimentaire, ceux-là mêmes qui sont issus des lignées que la sélection génétique avait favorisées en temps de disette, se trouvent particulièrement désavantagés puisque leur capacité d'épargne importante ne peut que faciliter leur prise de poids et l'obésité. Par ailleurs, de multiples facteurs non alimentaires, comme nous allons le démontrer, s'ajoutant à la composition des aliments transformés proposés trop gras, sucrés et salés, associés à des modes de vie favorisant la sédentarité, deviennent des éléments qui engendrent de multiples maladies, au-delà du simple surpoids : diabète, hypertension artérielle, infarctus du myocarde, accidents vasculaires cérébraux, etc.

QU'EST-CE QU'UN POIDS NORMAL, QUAND EST-ON EN SURPOIDS ?

La question de la normalité concernant le poids est légitime. Ainsi, 65,4 % des femmes se trouvent trop grosses, alors qu'elles ont un poids considéré médicalement comme normal.

Le mot « gros » est d'ailleurs devenu quasi tabou, sauf pour les enfants. Le dictionnaire Robert en donne la définition suivante : « Qui, dans son genre, dépasse la mesure ordinaire ; large, volumineux, épais. » Mais qu'est-ce que l'ordinaire pour le genre humain ?

Sur le plan scientifique, un indice de masse corporelle (IMC) a été défini. Celui-ci correspond au poids exprimé en kilogrammes sur la taille au carré.

Indice de masse corporelle : poids en kg/taille en mètres au carré

IMC	Définition
Inférieur à 18,5	Risque de dénutrition
18,5 à 25	Normal
25 à 30	Surpoids
30 à 40	Obésité (sévère après 35)
Supérieur à 40	Obésité massive

L'IMC a l'avantage de prendre en compte la corpulence en tenant compte de la taille, contrairement au simple poids qui ne donne qu'une information partielle. Jusqu'à 25, le sujet est considéré comme « normal » ; au-delà et jusqu'à 30, il est « en surpoids ». À partir de 30, il est médicalement défini comme obèse et au-delà de 40, on parle d'obésité morbide. A-t-on besoin de tels critères ? Cette définition a ses limites car elle ne tient pas compte du taux de masse maigre – les muscles – et de masse grasse – la graisse.

Ainsi, des sportifs de haut niveau, musclés, notamment comme David Douillet, avec de tels critères, se retrouvent étiquetés comme obèses alors qu'une grande partie de leur poids provient de leur masse musculaire et non de leur graisse. Par ailleurs, ce critère a été défini pour la personne occidentale et présenté comme une valeur universelle, alors que les Asiatiques, par exemple, auraient besoin d'indicateurs différents. Ces critères sont susceptibles d'influencer négativement de nombreuses personnes en leur suggérant la nécessité d'un régime alors qu'elles n'en ont pas obligatoirement besoin.

L'approche de la « normalité » concernant le poids fait partie de ces avatars des sociétés dites de progrès dans lesquelles il faut tout mesurer et définir des normes à ne pas transgresser. La focalisation sur le poids fait des ravages, tant sur les plans psychologique que physique. La notion de normalité concernant le poids ou l'IMC est à dissocier, contrairement à ce que l'on pense, de la notion de santé. Quelqu'un peut être en surpoids, sans avoir aucun facteur dit de « comorbidité », c'est-à-dire de maladies ou troubles associés. Avec un cholestérol normal, un taux de sucre dans le sang normal, sans tension artérielle élevée un individu en surpoids peut être en bien meilleure santé que quelqu'un de poids normal qui aurait tous ces facteurs perturbés. L'IMC, ou BMI (*Body Mass Index*) pour les Anglo-Saxons, avec ses valeurs chiffrées, est pourtant la référence imposée. Toutes les publications scientifiques et décisions de santé publique se font à partir de ces chiffres. Il y a là une absence de nuances dont de nombreux médecins, scientifiques et épidémiologistes ont conscience. La réalité physiologique n'est pas que l'on est en surpoids à 29 et obèse à 30 !

Diane, à 35 ans, était venue en consultation pour chercher à perdre du poids pour quelques kilos en trop, secondairement à sa dernière grossesse. Femme active et intelligente, elle était pourtant morphologiquement normale. Lorsqu'on mesura sa taille, son poids, et qu'on les rapporta à l'indice de masse corporelle, le chiffre 27,5 % apparut. Lors de la consultation, cette femme s'enquit de son indice de masse corporelle dont elle connaissait la notion. À l'énoncé de 27,5, elle dit : « Mais alors, je suis presque obèse ! » Même avec les explications que je lui donnai sur les limites de cette mesure, elle n'en fut pas moins perturbée, alors qu'elle était déjà fragile sur le plan psychologique. Diane n'avait besoin que d'un simple recadrage alimentaire et de réduire un peu ses apports du soir.

À cet indicateur s'en est ajouté récemment un autre : la mesure du périmètre abdominal. On mesure la circonférence du ventre avec un simple mètre souple de couturière au niveau du nombril, ce qui est un bon reflet de la masse grasse présente dans l'abdomen, mesurable simplement. Au-delà de 102 cm pour les hommes et de 88 cm pour les femmes, on décrète qu'ils ont « des facteurs de risques cardiovasculaires majorés », autrement dit qu'ils ont plus de risques de boucher leurs artères du cœur et du cerveau. Si ce constat n'est pas inexact, il est peu nuancé – à 101 cm, tout irait encore bien, mais pas au-delà ! Par ailleurs, au fil des congrès internationaux, les chiffres admissibles scientifiquement baissent, à l'instar du taux de sucre et de cholestérol dans le sang. Il faut dire que de nouveaux médicaments apparaissent et... il faut les vendre. L'explosion du nombre de diabétiques, par exemple, est certes une réalité aux causes multifactorielles mais, plus on abaisse les chiffres seuils de sucre dans le sang, plus il y a de diabétiques à traiter ! Ajoutons que tous les médicaments préconisés ne sont pas anodins et, pour rester dans l'exemple du diabète, certains d'entre eux ne font pas que baisser le taux de sucre dans le sang, ils ont aussi des effets secondaires, comme celui de faire grossir (pour les glitazones).

Les taux de sucre et de cholestérol dans le sang doivent être les plus bas possibles ; mais en définissant le « bon » périmètre abdominal ne va-t-on pas créer de nouvelles cohortes de personnes à faire maigrir à tout prix avec de nouveaux régimes et médicaments et bien des perturbations annexes, compte tenu des effets secondaires de certains d'entre eux ?

Il faudrait d'urgence avoir une approche différente car un individu peut être en parfaite santé avec un IMC à 28 ou 29, et gravement malade sur le plan cardiovasculaire et métabolique avec un IMC à 24. Quant au terme « obèse » avec un IMC à 30, il est dénué de tout bon sens. Il ne peut s'agir que de personnes étant tout simplement un peu « corpulentes ». Il n'y a pas, actuellement, de critères d'évaluation suffisamment valides pour déterminer si quelqu'un est « gros » ou pas. Les indicateurs actuels sont insuffisants. Néanmoins, l'explosion de l'obésité sur l'ensemble de la planète est une préoccupation majeure, qu'il est à tout prix nécessaire de mieux contrôler, compte tenu des conséquences sur la santé :

– majoration des risques cardiovasculaires, métaboliques, du risque d'apparition de cancer ;

– développement de troubles cutanés, de douleurs articulaires ;

– apparition de difficultés psychologiques (perte de l'estime de soi, anxiété, dépression, diminution de la qualité de vie).

Analysons comment des facteurs alimentaires cachés et des facteurs non alimentaires font grossir. Certains pièges sont à éviter et les pouvoirs publics se doivent de dépasser le raisonnement par trop simpliste suivant : « manger moins et bouger plus », qui laisse par ailleurs croire, en filigrane, que les personnes en surpoids seraient des fainéants incapables de se contrôler. Quant au message que développe l'industrie agroalimentaire, il peut se résumer ainsi : « Nous ne faisons pas de mauvais produits, mais les gens en font un mauvais usage, laissez-nous tranquilles. » De plus, pour se dédouaner et donner une bonne image d'elle, celle-ci participe volontiers à différentes campagnes de prévention, ce qui ne devrait pas l'exonérer de revoir la composition de ses produits.

24

Facteurs alimentaires à la source du surpoids

FACTEURS ALIMENTAIRES BIEN IDENTIFIÉS

Le gras, le sucre et le sel sont identifiés comme étant des éléments pouvant incontestablement entraîner l'excès de poids lorsqu'ils sont consommés de façon trop excessive. Ces substances en elles-mêmes ne sont pas néfastes car l'organisme en a besoin pour son métabolisme et, prises en quantité raisonnable, elles assurent un bon équilibre nutritionnel. Le problème vient du fait qu'actuellement, dans les sociétés occidentales ou qui s'occidentalisent, ces substances – grasses, sucrées – sont devenues une source de calories peu chères et sont consommées de façon dramatiquement excessive. Il y en a partout. Le gras, celui qui est le plus mauvais pour la santé, comme les acides gras saturés issus par exemple des huiles de palme et de coprah peu chères, est présent de façon surabondante car il assure l'onctuosité aux produits transformés. Le sucré ou le goût sucré des édulcorants adoucit les préparations. Quant au salé, il assure une bonne sapidité. Le gras et le sucré, consommés comme ils le sont actuellement, génèrent des apports caloriques inadaptés supérieurs aux besoins. Ils sont aussi mal répartis car, à apport calorique égal, leur métabolisme sera différent en fonction du moment de leur prise dans la journée, ce qui n'est pas ou peu pris en considération. Par ailleurs, la source elle-même de calories est à différencier, celle provenant des fruits et légumes secs n'a pas le même impact que celle issue des matières grasses. Si les apports caloriques ont ces dernières années globalement diminué dans les sociétés occidentales l'obésité y est galopante. De multiples facteurs sont responsables de ce paradoxe, mais insistons sur la répartition qualitative des sources caloriques ; le gras et le sucré fournissant des calories bon marché cela explique qu'une partie de ceux qui ont des difficultés économiques se tournent plus volontiers vers des produits comme les chips, les saucisses, que vers les haricots verts, la limande et les fruits frais.

Pourquoi sommes-nous tant attirés par le gras, le sucré et le salé ? Pourquoi avons-nous tant de mal à n'en prendre que des portions réduites ?

À la première question, on peut répondre que ces éléments manquaient aux âges les plus reculés de l'humanité. Les animaux consommés étaient des animaux sauvages, du gibier, qui avaient un faible taux de graisse ; les matières grasses, indispensables à l'équilibre alimentaire humain, provenaient essentiellement de graines qu'il n'était d'ailleurs pas toujours aisé de se procurer. Il en fut de même pour le sel qui, pendant très longtemps dans l'histoire de l'humanité, a fait défaut et qui a été de tout temps recherché par les hommes. Il n'y a pas encore si longtemps, un moyen pour saler la soupe qui mijotait toute la journée sur le feu était pour la ménagère de cracher dedans, la salive étant elle-même salée ! Quant au sucre, il était également rare, l'extraction du sucre de la canne à sucre et de la betterave est une invention récente sur l'échelle de l'histoire des hommes. Ainsi, l'homme est programmé pour rechercher des produits rares qui manquaient le plus à l'aube de l'humanité : le gras, le sucré et le salé. Le problème actuel est que si l'homme sait gérer à peu près bien de faibles apports en tel ou tel nutriment, il est dépassé par une offre alimentaire surabondante. Il n'est pas non plus programmé pour ingurgiter des produits alimentaires surtransformés et bourrés de composants chimiques.

Faisons un petit retour en arrière sur la façon de se nourrir de nos ancêtres, non pour chercher à les imiter mais pour mieux comprendre notre biologie. Une des caractéristiques de l'alimentation des hommes d'autrefois était la consommation importante de végétaux sous forme de racines, de tubercules, de graines, de feuilles, et bien sûr de fruits. Les fruits étaient présents dans l'environnement de l'homme qui était frugivore, et qui n'avait donc pas besoin lui-même de fabriquer de vitamine C, phénomène unique dans le monde animal qu'il ne partage qu'avec les chauves-souris.

Il faut imaginer ces ancêtres dépensant environ 4 000 à 5 000 kilocalories par jour (2 200 kcal en moyenne de nos jours), voire plus à certaines périodes, pour se déplacer, lutter contre le froid et assurer leurs activités quotidiennes : cueillette, culture, élevage et chasse. Il fallait énormément manger pour assurer les besoins caloriques. Les végétaux étaient la principale source alimentaire, mais l'homme, omnivore, a toujours recherché les produits issus des animaux ; les viandes, œufs, laitages lui apportent tous les acides aminés nécessaires à la formation de ses propres protéines et quelques vitamines que l'on ne trouve pratiquement que dans le règne animal, comme la vitamine B_{12} et la vitamine D. L'apport de ces éléments se faisait par la consommation d'œufs et d'insectes. De la viande en tant que telle, il en consommait sous forme de petit gibier, de rongeurs faciles à attraper, car l'homme est un piètre chasseur par rapport aux autres animaux qui l'entourent. Il ne court pas très vite, il a une vision et une ouïe limitées, comparativement aux vrais prédateurs que sont les loups ou les fauves. Mais son intelligence lui a progressivement permis de mettre en place des stratégies pour piéger les animaux, et il a rapidement découvert de nombreux moyens pour se défendre, dont le feu qui lui assura une protection efficace.

On considère que c'est l'alimentation qui a permis le développement du cerveau humain, notamment par l'apport de viande. Mais comment faisait ce chasseur médiocre, et peut-être de surcroît assez peureux, pour couvrir ses besoins ? Probablement par le moyen le plus efficace qui est celui d'être... charognard, façon privilégiée pour se fournir en protéines animales à moindre risque et pour un coût énergétique très faible. La consommation de lait a dû également se développer comme en témoigne la représentation de vaches dans la grotte de Lascaux. À l'époque où elles ont été peintes, il ne s'agissait que de vaches sauvages dont la domestication fut progressive. Le sucre des végétaux et le miel était également recherché pour le cerveau dont le carburant est le glucose.

Les modes de cuisson étaient aussi mieux adaptées. Les aliments n'étaient jamais brûlés comme ils le sont trop souvent de nos jours (grillade, barbecue), mais cuits lentement à côté et non sur le feu ou sur des pierres préalablement chauffées. Plus tard, les viandes rôtiront dans les cheminées et ne seront jamais non plus sur le feu mais à côté, et un récipient sous la viande en récoltera le jus. Une grande confusion d'interprétation a régné, et règne encore, concernant l'usage du feu à des fins culinaires des hommes préhistoriques. Ils jetaient une partie de leurs déchets provenant des repas, et notamment les os, dans les foyers, ce qui a pu faire croire par erreur que les aliments étaient cuits directement au contact du feu. Aucun peuple n'a jamais cuit les aliments en les brûlant.

Que doit-on retenir de ces informations dans nos pratiques alimentaires actuelles ? Quelques règles simples : consommer plus de végétaux, moins de sel, et limiter l'apport en sucre et en graisses d'origine animale. Spontanément, nous adhérons à ces principes qui sont perçus comme du bon sens, mais il ne faut pas occulter l'invasion de la chimie dans nos assiettes qui perturbe nos sens. Il est indispensable de se donner les moyens de la réduire, pour ensuite pouvoir l'éliminer totalement. Les nouveaux produits alimentaires, d'un intérêt nutritionnel discutable, perturbent les choix, dérégulent la physiologie de la digestion et finissent par provoquer des troubles du comportement alimentaire inconnus de nos ancêtres. Finalement, une règle pratique est à mettre en application, c'est celle d'avoir une alimentation la moins transformée possible. Acheter le plus possible des aliments bruts non ou peu transformés et les cuisiner judicieusement soi-même.

La deuxième question est de savoir pourquoi l'homme, qui est naturellement attiré par ces produits gras, sucrés, salés, continue à les rechercher plus que de raison, au-delà de ses besoins ?

De nombreux facteurs interviennent. L'ajout de produits chimiques qui créent des dépendances, voire des conduites addictives, en est un, la publicité un autre. Mais analysons la situation sur le plan physiologique.

Chaque individu a besoin d'énergie pour vivre. Or la seule source d'énergie pour l'homme est l'alimentation, c'est son unique carburant qui se doit d'être de la meilleure qualité possible. Les végétaux, eux, savent utiliser les rayons du soleil comme source d'énergie par le biais de la photosynthèse.

L'homme a des besoins énergétiques liés à l'activité physique (marcher, travailler, préparer les repas) et pour son « métabolisme de base ». Ce métabolisme de base correspond à l'entretien de la vie, c'est-à-dire l'énergie nécessaire pour faire fonctionner les muscles de la respiration, l'activité du muscle cardiaque, l'entretien de la vie de chaque cellule. Le métabolisme de base représente plus de 75 % des dépenses énergétiques totales. Pour un individu normal, on l'a dit, la moyenne d'énergie nécessaire est de 2 000 kcal pour les femmes et 2 500 kcal pour les hommes avec une variable liée au degré d'activité physique. Les dépenses et donc les besoins ne sont pas les mêmes si on se rend au travail en vélo ou en voiture. Il faut aussi savoir qu'une personne qui prend du poids a un métabolisme de base qui augmente car la masse de ses tissus augmente, surtout celui qui est graisseux. Or celui-ci n'est pas inerte, il sécrète même différentes substances. Il s'agit d'une découverte assez récente car il n'y a pas si longtemps on le considérait uniquement comme un simple isolant thermique permettant de maintenir la température du corps constante. Le meilleur moyen d'apporter l'énergie suffisante à ce métabolisme de base qui augmente avec le poids et à son corollaire, l'augmentation du tissu graisseux, est de manger plus puisque c'est la seule source d'énergie pour les hommes. En cas de restriction alimentaire pour tenter de faire perdre du poids, on s'aperçoit que cela réduit la part d'énergie qui revient au métabolisme de base. L'individu devient alors très mal à l'aise par manque d'énergie pour ses fonctions vitales, ce qui fait qu'à moyen terme, en cas de restriction importante, il ne peut que remanger. Ainsi, en cas d'obésité, le phénomène s'auto-entretient car l'individu a besoin d'énergie pour le métabolisme de base qui augmente et qui ne peut venir que de la nourriture. Plus on est obèse, plus il y a la nécessité d'entretenir les tissus supplémentaires, d'où l'échec des régimes restrictifs. Une autre hypothèse s'ajoute : lorsque les cellules adipeuses (adipocytes) se multiplient et sont gorgées de graisse, un processus dit d'homéostasie se met en place. Ainsi, lorsque la cellule graisseuse arrive à se vider, finalement tout se passe comme si elle ne cherchait ensuite qu'à se remplir, peut-être parce que la nature a horreur du vide.

De multiples autres facteurs interviennent, dont des sécrétions hormonales qui agissent sur les comportements alimentaires. L'une d'entre elles est bien identifiée, c'est la leptine. Cette hormone, découverte récemment, a une concentration qui augmente en fonction du degré de graisse dans le corps ou adiposité ; autrement dit, plus la masse grasse est importante, plus la leptine est sécrétée, ce qui a pour effet – en situation normale – d'inhiber les prises alimentaires. Les pharmacologues espéraient qu'en donnant de la leptine aux personnes en surpoids et obèses, cela réduirait leurs prises alimentaires, ce qui ne fut pas le cas. Le mécanisme de régulation des prises alimentaires est en effet complexe et multifactorielle.

L'obèse est loin d'être la personne fainéante et incapable de se contrôler souvent décrite, mais c'est une personne en difficulté avec des besoins alimentaires qui augmentent et qui a du mal à se réguler ; s'y ajoute une souffrance psychologique qui amplifie encore le phénomène, la nourriture devenant un refuge qui donne une forme de satisfaction. Tout cela ne veut pas dire qu'il est impossible de faire maigrir les obèses, mais que ceci est fort complexe et que l'impératif absolu de toute approche nutritionnelle globale est de tout faire pour empêcher les enfants d'arriver au stade de l'obésité. Les pouvoirs publics ont bien compris que cet enjeu était d'importance.

Les hommes ne savent donc pas correctement réguler les excès d'apports alimentaires sur le plan physiologique mais savent épargner, stocker des matières grasses dans le tissu adipeux, du sucre dans les muscles et le foie, réabsorber le sel au niveau des reins. Ils sont finalement assez bien adaptés à gérer des carences ou des déficits d'apport en tel ou tel nutriment ou micronutriment ; par contre, ils sont incapables d'éliminer les surplus. Les lipides apportés en excès sont un facteur d'obésité et de maladies cardiaques et vasculaires, le sucre de diabète, et le sel d'hypertension artérielle.

Dans ce contexte biologique et génétique pour l'homme, analysons de façon plus précise comment il utilise les aliments.

Les besoins nutritionnels de l'homme

Deux caractéristiques essentielles influencent l'homme et ses comportements dans sa quête de nourriture.

La première réalité biologique est que les cellules du corps ont un besoin continu en énergie alors que les apports alimentaires fournissant cette énergie de façon discontinue, uniquement au cours des repas par l'ingestion d'aliments. Il y a donc une alternance permanente d'épisodes de stockage, puis de mobilisation des réserves au cours de la journée avec des spécificités pour la nuit, et les risques de dérégulation sont majeurs.

La deuxième réalité est que le cerveau a besoin d'un sucre, le glucose, pour fonctionner ; il lui est même indispensable. C'est son unique source d'énergie en situation normale et de nombreuses voies métaboliques contribuent à lui en assurer la fourniture, et cela de façon prioritaire par rapport aux autres organes du corps.

Trois phases en rapport avec les prises alimentaires doivent être distinguées. Elles rythment les processus de digestion et d'utilisation des différents éléments issus des aliments.

• La phase qui suit immédiatement la prise d'aliments (phase postprandiale). Elle dure environ cinq heures et correspond au fractionnement des aliments dans le tube digestif grâce à l'action des sucs digestifs, puis à l'assimilation complète de l'ensemble des éléments (sucre, acides aminés, graisse, vitamines, minéraux) ; seules les fibres végétales poursuivent leur progression jusqu'au côlon.

Que se passe-t-il pour les sucres ou glucides ? Le glucose, lorsqu'il est présent dans l'alimentation, passe rapidement dans le sang, au bout de quelques minutes. La teneur du repas en sucres – il y en a de plusieurs types – va influer sur la sécrétion, par le pancréas, d'une substance appelée insuline. Elle permet l'utilisation des sucres par les muscles, le foie, ainsi que par les différentes cellules du corps, mais le cerveau est prioritaire. Seuls les muscles et le foie peuvent stocker le glucose pour un usage ultérieur.

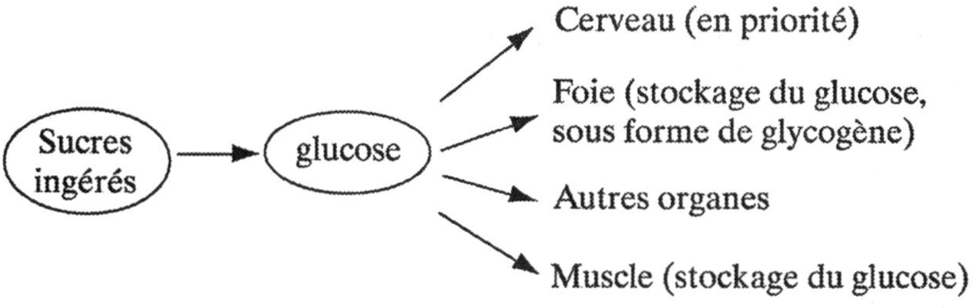

Ce stockage se réalise par l'agencement de multiples molécules de glucose qui s'attachent entre elles et forment de longues chaînes appelées glycogène.

– Qu'en est-il pour les protéines ? Issues des aliments, comme la viande, le poisson, les œufs, les produits laitiers, les légumes secs et les céréales, les protéines vont se cliver secondairement à l'action des enzymes des différents sucs digestifs. Au final, circuleront dans le sang des unités élémentaires provenant des protéines, appelées acides aminés. Ceux-ci sont les matériaux de construction permettant à l'organisme de fabriquer ses propres protéines qui serviront à l'élaboration d'une multitude d'éléments comme les globules rouges, les anticorps nécessaires pour se défendre contre les bactéries et les virus, les hormones, en passant par différents éléments bâtisseurs indispensables aux cellules. Les protéines ingérées ne sont pas utilisées à des fins énergétiques mais de construction. Elles peuvent servir néanmoins dans des conditions spécifiques à la fourniture d'énergie.

– Enfin, que deviennent les lipides ou corps gras ingérés ? Ils sont eux aussi fractionnés grâce à divers sucs digestifs et à la bile – d'où la nécessité lorsqu'on a été opéré de la vésicule biliaire de manger moins gras – avant d'être assimilés au niveau intestinal. Les lipides fractionnés sont ensuite transportés jusqu'au foie où ils sont transformés. Seule une petite partie des lipides circulant dans le sang provient de l'alimentation, l'essentiel étant synthétisé par le foie (70 à 80 % du cholestérol circulant dans le sang), d'où la faible influence sur le taux de cholestérol de la consommation d'œufs (il ne faut néanmoins pas en prendre en excès, cinq par semaine est tout à fait raisonnable) et, à l'inverse, l'impact très modéré de toutes les margarines et autres yaourts enrichis en phytostérols présentés comme miraculeux car limitant l'absorption du cholestérol d'origine alimentaire.

Les lipides ont plusieurs rôles mais le principal est d'ordre énergétique. Ils sont stockés dans des cellules graisseuses, appelées adipocytes (réserves de calories avec possibilité de stockage quasi infinie). La cellulite des femmes a d'ailleurs cette fonction de réserve d'énergie pour les périodes de grossesse et de lactation. Après la ménopause, la graisse se situe surtout dans le ventre (appelée androïde par rapport à la précédente, pendant la période de fécondation, dénommée gynoïde).

La graisse présente dans le tissu adipeux sous la peau est aussi un isolant efficace permettant d'assurer au corps une température constante, ce dont ne bénéficient pas les animaux comme les reptiles qui, du coup, hibernent lorsqu'il fait froid. Ce tissu adipeux sécrète aussi, comme nous l'avons vu, différentes substances, dont certaines hormones.

Les lipides dont nous avons besoin, mais pas en excès, participent aussi à la structure des membranes de chaque cellule de l'organisme.

• La phase postprandiale tardive. Elle suit la précédente et dure environ six heures, c'est-à-dire de la sixième à la douzième heure en moyenne suivant l'ingestion des aliments. Le taux de sucre dans le sang est alors stable. Il provient essentiellement de la mobilisation des réserves qui ont été faites après le repas. Le glycogène du foie formé lors de la précédente phase est dégradé progressivement pour fournir le glucose nécessaire.

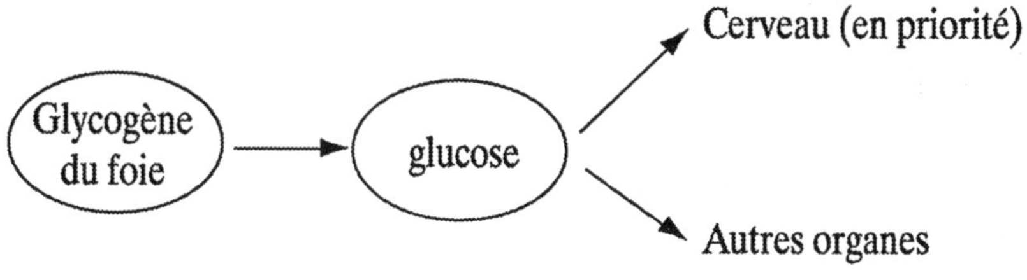

Lorsque le glycogène du foie est épuisé – celui stocké dans le muscle ne pouvant servir qu'*in situ* pour le muscle lui-même et non pour l'organisme entier –, la fabrication de glucose va mobiliser d'autres éléments, car il faut bien réussir à fournir le glucose indispensable au cerveau.

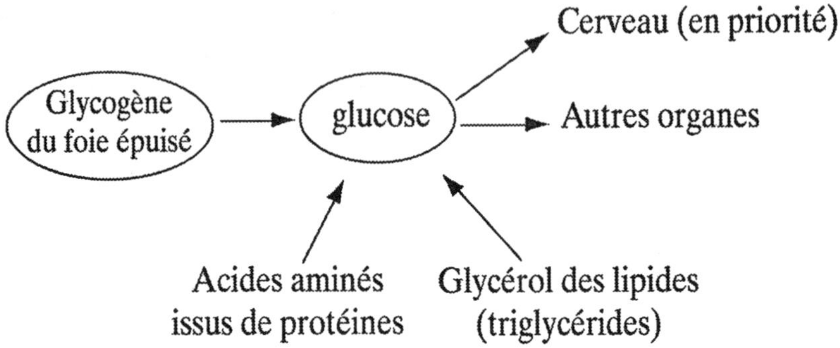

Cette situation se rencontre en fin de nuit et dans les périodes de jeûne, du moins au début de celui-ci. À partir d'acides aminés issus des protéines et de glycérol provenant des lipides (triglycérides), l'organisme va fabriquer du glucose pour le cerveau. Cela a des implications nutritionnelles directes comme, par exemple, la consommation de protéines au petit déjeuner. Elle permet de restaurer les pertes plus ou moins importantes de fin de nuit. La prise de produits laitiers trouve ici une réelle pertinence ainsi que celle des céréales complètes du pain, à différencier des « céréales du petit déjeuner ». La prise de protéines le soir a aussi un sens sur le plan nutritionnel. Elle permet d'optimiser leur concentration avant leur utilisation nocturne ; un simple apport en produit laitier (fromage) aide à couvrir les besoins. Les œufs, viandes ou poissons peuvent être également consommés en fonction de ce qui a été pris au repas de midi.

Quant au jeûne lui-même, s'il se prolonge, il induit une fonte des muscles car l'organisme n'a pas à proprement parler de réserve en protéines et puise dans celles du muscle ; dans un deuxième temps, apparaissent de nouvelles molécules qui vont servir de substrat énergétique pour le cerveau (les corps cétoniques aux effets métaboliques par ailleurs négatifs). Si le jeûne se prolonge encore, la fonte musculaire – cachexie – s'aggrave mais, généralement, les décès sont surtout liés à l'incapacité de l'organisme à se défendre contre les agressions microbiennes, bactéries et virus. Les anticorps assurant l'immunité sont d'origine protéique et leur moindre synthèse entraîne une réelle vulnérabilité face au risque infectieux.

• La phase prandiale. Située avant l'ingestion d'aliment, elle est secondaire à une sensation de faim. Elle apparaît naturellement dans un délai variable suivant la phase post-prandiale. La faim survient normalement lorsque l'organisme détecte une baisse des réserves énergétiques, matérialisée essentiellement par une baisse du taux de sucre dans le sang (glycémie) d'environ 10 à 11 % par rapport à celui de base. Dans la réalité, les marqueurs biologiques internes de la faim interfèrent avec de nombreux paramètres sensoriels. L'homme est ainsi capable de manger sans faim et à certaines heures non physiologiques, conditionné par la vue d'un mets ou d'un gâteau alléchant, des publicités stimulant le désir, et cela indépendamment de toute nécessité biologique.

Ainsi, si la faim peut se définir comme un état physiologique nécessitant la prise d'aliments pour des besoins énergétiques, on peut parler d'appétit qui transgresse la notion de faim et va jusqu'à cette capacité à manger sans réelle faim. Le facteur sensoriel est alors au premier plan pour satisfaire – en partie – des pulsions hédonistes.

Le rassasiement, quant à lui, résulte d'une perte de motivation pour continuer à se nourrir. Cette capacité à arrêter de manger est essentiellement due à des facteurs psychologiques. Quels en sont ses fondements ? Le repas, consommé pendant un laps de temps donné, ne peut assurer l'utilisation immédiate de l'ensemble des substrats ingérés à des fins énergétiques. La digestion des aliments permettant la disponibilité de ses éléments énergétiques – ce pour quoi on se nourrit – prend du temps. Autrement dit, lorsqu'on arrête volontairement de manger à la fin d'un repas, ce n'est pas parce que les réserves énergétiques ont été comblées mais parce qu'on estime, par anticipation, que cela suffit. Il s'agit d'une évaluation, celle-ci pouvant d'ailleurs être leurrée, comme nous l'avons vu, par différentes substances chimiques ajoutées dans les aliments (arômes, édulcorants, etc.). D'autres mécanismes de régulation du rassasiement existent aussi comme la distension de l'estomac.

Quant à la satiété, il s'agit de la capacité à ne pas manger entre deux périodes de prise alimentaire définie comme la période interprandiale.

Les facteurs de régulation des prises alimentaires sont multiples et fort complexes, et l'élément centralisateur de toutes les informations est le cerveau.

S'il n'existe pas à proprement parler un centre de la faim et de la satiété dans le cerveau, celui-ci intègre toutes les données provenant du tube digestif. La distension des parois intestinales, la présence d'aliments dans les différentes parties du tube digestif, la composition du bol alimentaire sont autant d'éléments qui sont transmis par différentes voies nerveuses et hormonales au cerveau. Il tient compte aussi d'autres informations d'ordre métabolique. En retour, et en situation normale, une réponse comportementale adaptée sur le plan physiologique est fournie : manger ou ne pas manger ; s'orienter aussi vers tel ou tel type d'aliments en fonction de leur concentration en nutriments ou micronutriments pour répondre aux besoins. Les aspects psychologiques, primordiaux dans la régulation des prises alimentaires, sont aussi intégrés par le cerveau qui possède différentes zones les analysant. Ainsi, une petite structure située vers la base du cerveau appelé thalamus gère les informations hédoniques ; le système limbique, non loin de là, est impliqué, quant à lui, dans des processus comme l'apprentissage et les conduites conditionnées.

Malheureusement, l'environnement actuel est défavorable au cerveau. Il est soumis à des influences qu'il ne connaissait pas, ce qui provoque des dysrégulations à l'origine de nombreux troubles du comportement alimentaire. Les aliments emballés, chosifiés, perturbent les commandes et une surabondance de l'offre modifie les différents processus de régulation physiologique ; d'autre part, la publicité, la chimie dans les assiettes le leurrent. Cela se traduit par des ingestions d'aliments excessives ou mal orientées à l'origine de nombreuses maladies.

Ce cerveau malmené, peut-il encore réagir et arriver à réduire certains ingestats ? La voie pharmacologique, par la mise au point des médicaments, est frénétiquement explorée. Compte tenu du fabuleux marché mondial représenté par l'obésité – un milliard d'hommes et de femmes –, l'industrie pharmaceutique recherche le médicament capable de neutraliser les pulsions alimentaires en agissant sur le cerveau. Mais ne risque-t-on pas de perturber encore plus l'ensemble des commandes cérébrales ? Des substances ont déjà été mises au point mais, lorsqu'on arrive à bloquer une voie neurologique de prise alimentaire, d'autres, de suppléance, se mettent en place à court terme. Tout est programmé pour que l'homme cherche à se nourrir, et non l'inverse, la surabondance et la transformation des aliments n'étant pas inscrites dans l'ordre du monde.

> Pour le futur, l'essentiel est de réussir le formidable défi d'une meilleure régulation des prises alimentaires mais surtout de modifier en priorité l'environnement alimentaire actuel dans lequel les hommes baignent et qui est obésogène. Cela passe par une modification des transformations et conditionnements des aliments, mais aussi par une diminution de l'influence de la publicité, par voie législative, celle-ci ayant un impact important sur l'impulsivité d'achat et la consommation de certains produits peu recommandables.

LORSQUE LA CHIMIE DANS L'ASSIETTE FAIT DIRECTEMENT GROSSIR

Au-delà de tout ce que nous avons dit sur les arômes, édulcorants et autres, saviez-vous qu'il est possible de grossir sans manger plus ?

Aussi surprenant que cela puisse paraître, on peut grossir tout simplement au contact de certaines molécules chimiques.

Prenons l'exemple d'une molécule appelée benzo-a-pyrène qui a été plus particulièrement étudiée. Elle est issue de la famille des hydrocarbures aromatiques polycycliques dont nous avons parlé dans le chapitre sur les polluants. Cette molécule, lorsqu'elle est absorbée par l'organisme, notamment par voie alimentaire, provoque l'inhibition de la fonte des graisses qui se produit de façon naturelle la nuit. La prise de nourriture dans la journée compensant la perte de graisse nocturne, cela entraîne en temps normal une assez bonne stabilité du poids, si les apports énergétiques sont à peu près équivalents d'un jour sur l'autre. Les écarts alimentaires ont finalement peu d'impact car globalement les mécanismes régulateurs permettent une constance du poids. Mais consommer des produits contenant du benzo-a-pyrène ou y être soumis par l'environnement fait grossir sans manger plus. Le mécanisme d'action est complexe et a été étudié chez la souris, puis chez l'homme par prélèvement de tissu. Il fait intervenir le fonctionnement de la cellule graisseuse (adipocyte), les polluants agissant à son niveau. Le professeur Luc Mejean, à partir de ses travaux et de ceux de son équipe, affirme : « Le groupe des souris ayant reçu du benzo-a-pyrène grossissent significativement plus que les animaux témoins, sans qu'une modification évidente de la consommation et du comportement alimentaire n'ait été détectée. » Il ajoute : « La dioxine, le PCB présentent aussi *in vitro* un effet sur la lipolyse induite (...), et ce phénomène touche aussi des molécules que l'on ne considère pas comme des polluants : l'acétaldéhyde et l'acrylamide. » L'acrylamide est une substance que l'on peut trouver à des doses variables dans des produits transformés par chauffage à haute température, comme certaines céréales du petit déjeuner ou les chips.

Quant au benzo-a-pyrène, il est issu des fumées industrielles mais aussi de la combustion de produits alimentaires grillés riches en matière grasse comme lors de la cuisson au barbecue, ou par fumage des aliments. Sa dose maximale tolérée dans les denrées alimentaires a été définie, mais les contrôles alimentaires sont-ils suffisamment bien faits ? Car le benzo-a-pyrène, outre qu'il fait grossir lorsque l'homme est soumis à son exposition, est aussi et surtout, à forte dose, une substance cancérigène bien identifiée.

On pourrait multiplier les exemples des effets sur le poids de diverses substances, comme celle d'une étude récente présentée à Washington en mars 2007 qui montre que des POP (voir chapitre 6) augmentent le risque de diabète, doublent celui du diabète gestationnel, et qui suggère que la « toxicité des POP pourrait substantiellement augmenter lorsque les personnes grossissent » ;

ainsi, les POP stockés dans le tissu adipeux interagissent avec l'obésité et contribuent à augmenter le risque de diabète de type 2.

Taille des portions et les boissons

La taille des portions alimentaires, notamment en ce qui concerne les aliments comme les hamburgers et les sodas, n'a cessé de croître depuis vingt ans ; elle a été à peu près multipliée par deux. L'environnement s'est adapté à cette nourriture que vous pouvez prendre n'importe quand. Dans les voitures mêmes, sont installés des porte-boissons, l'Europe imitant en cela les États-Unis, et il y a aussi fort à parier que ces porte-boissons vont continuer à grossir comme aux États-Unis pour laisser place à des gobelets de plus en plus volumineux. Au cinéma, on propose des pop-corns dans des tailles de plus en plus grandes ; la portion XXL représente quand même 1 700 kcal en charge calorique de pop-corn, soit presque l'équivalent de la ration calorique journalière d'un individu ! D'une manière générale, des enquêtes ont montré que les personnes avaient tendance à consommer l'ensemble de ce qui leur était proposé. Or, en diminuant la taille des portions, les gens ne cherchent pas nécessairement à compenser ; ce qui importe finalement plus ou moins consciemment c'est de terminer ce qu'il y a dans son assiette.

Au cours de multiples consultations, nous avons pris l'habitude dans certaines circonstances de conseiller aux personnes en surpoids de ne manger que dans des petites assiettes. En diminuant simplement les portions par ce subterfuge, de nombreuses personnes arrivent à mieux contrôler leur poids, sans pour autant manger différemment des autres membres de la famille. Mais un détail a son importance : la petite assiette doit être posée dans une assiette normale pour éviter tout sentiment de marginalisation et de frustration.

Cette assertion a aussi ses limites. Ainsi, le journaliste William Reymond explique que les Américains ont tellement l'habitude d'avoir de grandes portions dans leur assiette, notamment lorsqu'ils vont au restaurant, que lorsqu'ils se rendent dans d'autres pays où on leur sert des portions plus petites que l'on pourrait qualifier de normales, ils ont l'impression de « se faire arnaquer ».

Concernant les boissons, il faut remarquer que l'on peut corréler l'explosion de l'obésité aux États-Unis avec celle de la consommation des sodas. Il y a un parallélisme, entre l'augmentation de l'obésité à partir des années 1980 et l'introduction d'un nouveau type de sucre dans les boissons, le HFCS (High Fructose Corn Syrup) issu de l'hydrolyse de l'amidon des céréales. C'est ce que nous appelons le sirop de fructose ou de glucose qu'il ne faut surtout pas mettre en parallèle avec le fructose des fruits frais.

Ces boissons ainsi sucrées de façon industrielle, selon une étude allemande, entraînent « une augmentation de la masse graisseuse sans que cela soit lié à une augmentation de calories », ce qui dérégule aussi le cerveau et ses commandes. Il y a confusion entre boire et manger, et les signaux de faim et de satiété, ici aussi, ne fonctionnent plus normalement. La solution n'est pas à rechercher du côté des produits *light* avec des édulcorants de type aspartame ou acésulfame-K car, au contraire, une étude américaine sur les enfants a montré qu'ils faisaient encore plus grossir. Les capteurs d'information nutritionnelle habituels du corps ne sont plus capables de générer les informations ; les commandes cérébrales des prises alimentaires sont encore plus perturbées. De plus, les personnes prenant ces produits sont déculpabilisées ou ont l'impression de faire un effort important et, de ce fait, s'accordent des écarts avec des produits gras ou sucrés. Enfin, tous les produits chimiques de ces boissons (colorants, additifs divers) laissent des traces dans l'organisme – en fonction des doses et des durées d'exposition –, et l'évaluation de leurs impacts est loin d'être encore établie.

Il y a urgence, surtout pour les enfants, à leur conseiller de ne boire que de l'eau, plate ou gazeuse, avec très occasionnellement la prise de sodas ou de jus de fruits industriels.

L'implication des LPS

Que sont les LPS ? Ce sont des lipopolysaccharides produits par certaines bactéries présentes dans le gros intestin ou le côlon. Ces bactéries (de la classe des Gram –) sont normalement présentes en nombre limité mais peuvent se multiplier beaucoup en cas de déséquilibre de la « microflore » intestinale (c'est ainsi que l'on nomme l'ensemble des bactéries présentes dans le côlon). Or, la croissance de ces bactéries Gram — entraîne la surproduction de LPS, ce qui favorise leur passage dans le sang. Cela provoque de nombreux processus (réaction d'inflammation au niveau du foie, du tissu graisseux abdominal) identifiés comme des facteurs pouvant déclencher un diabète (type 2) ou une obésité. Il faut donc tout faire pour éviter le déséquilibre de la flore. Cela passe par l'absorption de prébiotiques utiles pour permettre à d'autres bactéries, les bifidobactéries, de croître et de limiter le développement de celles de la classe des Gram –. Sur le plan alimentaire, des orientations spécifiques favorisent l'augmentation des bifidobac-

téries. Elles se nourrissent d'une substance, le fructo-oligosaccharide, que l'on trouve dans :
- les oignons ;
- les artichauts ;
- les endives ;
- les bananes ;
- la chicorée (racines).

LES ACIDES GRAS TRANS – « TRANSFAT »

Le lien entre consommation d'acides gras trans (AG trans) et obésité est possible. Que sont les acides gras trans ? Il en existe de deux origines (voir chapitre 14), mais où trouve-t-on dans l'alimentation ces acides gras trans industriels les plus suspects ? Un peu partout ; d'une part, dans de nombreux biscuits, viennoiseries, croissants, « petits pains », gâteaux, pâtes à tarte, barres de céréales, biscuits apéritif, certains pains de mie industriels avec ajout de matière grasse ; d'autre part dans des produits comme les frites (huiles de cuisson) et surtout les margarines (par hydrogénation). La consommation moyenne d'AG trans en France est d'environ 2,7 g par jour contre 8 à 10 g pour les Américains du Nord. Les enfants font partie des groupes à risque, car ils prennent volontiers certains de ces produits lors de leur goûter et souvent même le matin au petit déjeuner, compte tenu de leur facilité d'utilisation. Alors que les AG trans ne devraient pas dépasser 2 % des apports caloriques totaux de la journée, ils sont de 10 % pour les garçons de la tranche d'âge 12-14 ans selon l'Agence française de sécurité sanitaire des aliments qui conseille donc, judicieusement, de diminuer de 30 % les apports de ces produits.

Les pouvoirs publics pourraient prendre des mesures plus strictes concernant la législation encadrant les produits industriels agroalimentaires plutôt que de mettre en position de culpabilité le citoyen qui subit une avalanche d'offres et de publicités sur ces produits. On veut lui faire endosser une responsabilité qui incombe avant tout à des produits industriels peu recommandables et identifiés comme tels. Les acides gras trans d'origine industrielle font typiquement partie des nouveaux composés qui apparaissent à la suite de la surtransformation des produits de base. Ils sont nocifs, on le sait – en fonction bien sûr des quantités ingérées –, mais ils améliorent la texture et le craquant des biscuits, d'où l'intérêt qu'ont les industriels à les utiliser.

Aux États-Unis, on les appelle les *transfat* (*fat* : « gros ») et ne plus en mettre dans les produits alimentaires commence à devenir un argument de vente ! Évitez les produits avec la mention « huile végétale hydrogénée ».

L'ALIMENTATION DE LA MÈRE PENDANT LA GROSSESSE

On sait de façon intuitive, et cela a été confirmé par différentes études, que l'alimentation de la mère pendant la gestation a une influence directe sur le développement du fœtus et de l'enfant. Pourtant, aucune politique de prévention suffisamment efficiente n'a été mise en place dans ce sens. Nous avons développé depuis plusieurs années à Montpellier, à la clinique Clémentville, une consultation de nutrition réservée aux femmes enceintes et qui ne désemplit pas. Catherine, femme d'affaires active, avait décidé pendant sa grossesse de ne pas manger d'animaux « vivant dans l'eau », soit ; si ce n'est que, pour le cerveau de son enfant, l'apport en acide gras oméga 3 était nécessaire, fourni en partie par les poissons mais pas uniquement ; de plus, elle ne prenait pratiquement pas de fruits ni de légumes frais. Les féculents lui convenaient mieux car ça « calait bien », ainsi que... des bonbons. Comment fournir, dès lors, à son enfant la vitamines C, le bêta-carotène qu'elle n'était pas capable de synthétiser ? On ne peut imaginer les multiples erreurs nutritionnelles des femmes enceintes, bien que la plupart prennent conscience de l'importance de l'alimentation à ce moment de leur vie.

Pour limiter l'apparition de l'obésité chez les enfants et futurs adultes, deux règles essentielles prévalent au-delà de la recherche d'un équilibre alimentaire spécifique avec notamment des apports suffisants en vitamine B_9 :

– Éviter les restrictions alimentaires en début de grossesse. Nous faisons nôtre l'observation du Pr Herrera de l'université de Madrid à la suite de ses travaux selon lesquels une restriction alimentaire en début de grossesse peut avoir des conséquences néfastes sur le développement métabolique de l'enfant et favorise la naissance d'enfants de faible poids ayant un risque accru d'obésité et de diabète à l'âge adulte. Or de nombreuses femmes, surtout lors de grossesse après la trentaine, ont peur de trop grossir et de ne pouvoir perdre la totalité de leurs kilos après l'accouchement ; à l'inverse, de très jeunes femmes enceintes, vers 18-20 ans, ne se soucient pas toujours suffisamment de leur alimentation et peuvent présenter des carences ou subcarences en différents nutriments.

– La deuxième priorité est d'éviter une alimentation trop riche en graisse. L'alimentation, telle que celle consommée par certaines femmes dans les pays occidentaux au moment de la gestation, entraîne des troubles métaboliques favorisant l'obésité, que la mère soit obèse ou non. Il ne s'agit pas de supprimer tout apport en lipide – les acides gras oméga 3 sont, par exemple, indispensables –, mais de fortement réduire les apports en graisse, car tout indique que l'organisation des circuits neuronaux de contrôle des apports alimentaires du futur enfant se mettent en place à la période fœtale et sont fortement dépendants de l'alimentation de la mère.

Ainsi, l'épidémie actuelle d'obésité s'expliquerait aussi en partie par ce que consomme la mère pendant la grossesse. Il est clairement suggéré par de récentes études qu'une alimentation trop grasse influe sur l'organisation des régions cérébrales qui régulent la satiété de l'enfant puis de celle de l'adulte. La recherche de nourriture et la capacité à s'arrêter de manger, sont sous la dépendance de circuits neuronaux et hormonaux qui se mettent en place pendant cette période fœtale.

25

Facteurs non alimentaires

FACTEURS NON ALIMENTAIRES BIEN IDENTIFIÉS

La sédentarité, la moindre activité physique sont des éléments propices au développement du surpoids mais sont présentés comme majeurs et servent d'alibis aux groupes agro-industriels pour expliquer la situation actuelle. Sans négliger cet aspect, il ne faut pas en faire le coupable absolu car la chimie et la publicité peuvent être des facteurs bien plus déterminants des prises de poids. Par ailleurs, le message « bouger plus » peut être d'une dangerosité extrême car insuffisamment explicite. Mille personnes meurent tous les ans de mort subite par arrêt cardiaque ou infarctus suite à des activités physiques mal encadrées. Nombreux sont en effet ceux qui se mettent ou remettent à faire du sport sans un minimum de précaution, à savoir un bilan médical soigneux notamment cardiologique.

Vincent, 52 ans, assureur, et qui avait pris une quinzaine de kilos en dix ans en raison des repas d'affaires, s'était mis à faire du vélo. Il fit un infarctus qui aurait pu être fatal lors d'une sortie de cyclotourisme. Envoyé par son cardiologue en consultation de nutrition, il réussit à perdre du poids tout naturellement, en éliminant de nombreux aliments transformés chimiquement. Je lui avais tout simplement conseillé : « Manger suivant les préceptes bibliques : une alimentation la moins transformée possible, avec comme seule boisson de l'eau et un peu de vin. » Amusé par ce conseil – qui fut affiné au cours des consultations –, il perdit 12 kg par une nouvelle organisation de son alimentation, de ses achats, de la préparation des repas et d'un peu de marche quotidienne. Sa femme en perdit autant.

Facteurs non alimentaires cachés

Des facteurs non liés directement à la prise de nourriture expliquent le surpoids. Ils sont nombreux, voici les principaux :

Temps de sommeil raccourci

Le déficit de sommeil est biologiquement identifié comme pouvant favoriser la recherche et la prise de nourriture. Depuis peu, on a mis en évidence qu'une substance, la ghréline, une hormone, dite orexigène, sécrétée par l'estomac, stimule l'appétit. Cette ghréline qui est sursécrétée chez un grand nombre de personnes en manque de sommeil, crée des pulsions alimentaires difficilement contrôlables, souvent orientées vers le sucré. Or, en moins de cent cinquante ans, le temps de sommeil s'est réduit d'environ 1 h 30 dans les pays occidentaux. L'hyperphagie, qui est le fait de manger vite, trop vite, s'expliquerait en partie par cette hormone lorsqu'elle est trop sécrétée. La ghréline est également sécrétée en excès dans une autre situation qui est celle des régimes hypocaloriques trop sévères, ce qui explique le fameux effet yoyo, fait de perte puis de reprise de poids – dès que le régime est arrêté.

Systématiquement, dans les consultations de nutrition, j'évoque très rapidement le sujet des heures de sommeil avec mes patients. Ainsi, Carole, 32 ans, qui était venue consulter pour son surpoids ; elle avait trois enfants et un travail d'attachée de direction ; non seulement elle mangeait « mal », comme elle le disait elle-même, c'est-à-dire spontanément assez rapidement et souvent un peu à n'importe quelle heure. En plus, elle avait un net déficit de sommeil. Du simple fait de pouvoir réorganiser sa vie avec l'aide de son mari, elle réussit à mieux dormir et à consacrer plus de temps à ses repas. Le résultat fut spectaculaire puisqu'elle perdit 5,5 kg sans efforts et sans interdits alimentaires.

Pierre-Olivier, psychanalyste de 50 ans avait, quant à lui, été adressé par son cardiologue car il présentait « un surpoids » associé à un excès de cholestérol dans le sang et un début de diabète. Dans son cas, il avait un temps de sommeil réduit car, après avoir regardé la télévision le soir, il lisait toujours longtemps une partie de la nuit. En lui conseillant de faire soit l'un, soit l'autre, et d'éteindre la lumière à des heures plus raisonnables, ce pourquoi il eut beaucoup de réticence dans un premier temps, il réussit à perdre lui aussi quelques kilos, ce qui améliora grandement l'ensemble des paramètres biologiques sanguins qui était perturbé. Quelques conseils nutritionnels lui furent également donnés pour recadrer son alimentation.

La maîtrise de son temps de sommeil est une mesure purement individuelle et indispensable. Nul besoin pour augmenter sa capacité de sommeil de prendre des médicaments dont les Français sont des hyper consommateurs. Bien sûr, il peut exister de nombreux troubles du sommeil comme des difficultés d'endormissement, des réveils nocturnes avec des problèmes de réendormissement ou des réveils matinaux précoces mais, même si de nombreuses personnes souffrent d'insomnies pour des raisons diverses, la règle est, d'une part, d'éviter tous les médicaments, sauf si un besoin ponctuel face à une situation précise se fait sentir, et d'arriver, d'autre part, à se relaxer le soir. Éteindre suffisamment tôt la télévision – les magnétoscopes permettent cela –, l'ordinateur, le téléphone portable, ce sont des mesures salutaires ; il semble bien que les ondes émises par ces appareils puissent perturber le sommeil, mais cela demande confirmation.

En cas de troubles du sommeil qui perdurent, vous pouvez prendre une plante qui ne provoque pas d'accoutumance : la passiflore. Elle a été ramenée d'Amérique au XVIIe siècle et a mis du temps à s'imposer comme plante médicinale ; elle était surtout appréciée pour ses vertus décoratives. Elle peut être prise sous forme de gélules d'extraits secs contenant 300 mg du produit. Il existe des préparations toutes faites ou votre pharmacien peut s'en charger : 1 ou 2 gélules le soir conviennent. Sur une durée de 4 à 10 jours, vous pourrez retrouver un bon cycle de sommeil.

Il existe aussi d'autres plantes poussant traditionnellement en France comme l'aubépine, la valériane, le coquelicot qui peuvent également convenir. L'aubépine est surtout utile quand il existe une certaine émotivité associée à des palpitations ; la valériane, lorsqu'il existe une composante de légère dépression. Le coquelicot est, quant à lui, un sédatif léger. Une autre plante venant d'Amérique peut également être employée : l'eschscholtzia.

Finalement, en cas de surpoids et d'impulsivité alimentaire mal contrôlée, la première question que vous devez vous poser est de savoir si vous dormez suffisamment bien ; si tel n'est pas le cas, prenez des mesures adéquates. Augmenter l'activité physique en est aussi une car une substance appelée mélatonine, sécrétée par l'épiphyse du cerveau, induit le sommeil et des études ont montré que l'activité physique stimulait cette sécrétion. Il faut néanmoins que l'activité soit suffisamment soutenue.

La déstructuration des repas

La déstructuration des repas et la diminution du temps qui leur est consacré créent tout un cortège de nouveaux troubles. S'y ajoute une perturbation des messages sensoriels, notamment due au fait de regarder la télévision au moment des repas (un Français sur deux le soir).

L'ingestion rapide et le défaut de perception du goût des aliments, par distraction, induisent une modification des signaux indiquant le rassasiement. Du coup, nombreux sont ceux qui, en mangeant, ne perçoivent pas ou peu le goût des aliments déjà bien modifié par la chimie et n'attendent qu'un phénomène, la réplétion, pour s'arrêter. Des quantités parfois monstrueuses d'aliments peuvent être ainsi englouties sans en avoir conscience avec, en plus, au final, une insatisfaction liée tout simplement à la diminution du plaisir hédoniste. Le stress et les tensions ne font qu'aggraver la situation en créant ou majorant un comportement compulsif. Car c'est bien de cela qu'il s'agit, de pulsions sans faim. De nombreuses personnes, enfants, adolescents ou adultes gobent littéralement leurs repas, notamment celles déjà en surpoids.

Plusieurs moyens existent pour limiter ces troubles. Apprendre à ne pas se précipiter sur les aliments, en laissant passer plusieurs minutes avant de commencer à manger ce qui est servi dans l'assiette, différer le petit déjeuner au moins une demi-heure après le lever. Cela aide à limiter les compulsions, notamment vers le sucré.

Il faut être particulièrement vigilant pour les enfants et, s'il n'est pas possible les jours d'école de les faire attendre une demi-heure avant de prendre le petit déjeuner, il faut leur apprendre à lutter contre la frénésie alimentaire en ayant une meilleure maîtrise de l'acte de manger. Il faut aussi, pour eux, se poser la question de savoir si les compulsions alimentaires dans la journée ne sont pas liées à des troubles anxieux, à un ennui ou à un vide affectif.

Votre médecin vous aidera à décrypter les troubles et à vous orienter pour trouver les solutions pour y remédier. Il ne faudrait pas laisser ces troubles s'installer car ils sont générateurs de surpoids induisant une baisse de l'estime de soi, et, par compensation, nombreux sont ceux qui se réfugient dans la nourriture, ce qui ne fait qu'entretenir un cercle infernal.

Rythmes biologiques et horaires de travail inadaptés

L'organisation de la société n'est plus adaptée au respect des rythmes biologiques humains. La société du travail industriel actuelle impose son organisation propre et les horaires des prises alimentaires sont perturbés. L'homme subit des contraintes qui ne sont plus liées à des facteurs naturels pour lesquels il est programmé mais à l'organisation sociale du travail imposée. Or, un cinquième de ceux qui travaillent le fait en horaires décalés, c'est-à-dire de nuit ou en devant se lever anormalement tôt le matin ou se coucher tardivement. Les conséquences sont multiples et les heures des prises alimentaires perturbées entraînent des difficultés de digestion, de sommeil et du stress. Ceci est récent dans l'histoire de l'humanité et commence avec le début de l'ère industrielle du milieu du XVIIIe siècle en Europe. L'évolution est loin d'être positive puisque, de nos jours, de plus en plus de personnes travaillent avec des horaires décalés du type 3 x 8. Autrefois, le monde paysan ou artisanal avait ses habitudes de vie en adéquation avec la nature. La nouvelle donne liée à l'industrialisation moderne et post-moderne a bouleversé profondément l'organisation naturelle de la vie et la situation s'aggrave.

Pour de nombreux employeurs, y compris l'État, le temps octroyé pour manger est considéré comme du temps perdu. Depuis quelques années, de nombreuses personnes venant en consultation nutritionnelle pour un surpoids modéré n'arrivent plus à réguler leurs apports à cause de leurs horaires de travail. Ainsi, beaucoup ne disposent que de peu de temps, vingt minutes à une demi-heure à peine, pour se nourrir à l'heure du déjeuner. Ils ou elles sont nombreux à développer des troubles du comportement alimentaire mineurs – puisque non liés à un état pathologique – par exemple, la fringale sucrée en fin d'après-midi. Le soir, le grignotage commence dès le retour, le dîner est trop calorique, puis vient le moment de regarder la télévision, de manger du chocolat... Cela correspond à la réalité de nombreux salariés, notamment des femmes. Quant aux artisans, commerciaux et professions libérales, la situation est pire, faite souvent de repas pris à des horaires totalement anarchiques ou dans des restaurants aux menus pas toujours équilibrés.

Un meilleur contrôle du poids et une amélioration du « bien-être » passent en partie par un aménagement adapté du temps de travail. Ce devrait être cela le progrès et les pouvoirs publics devraient encourager cette démarche. Il est frappant de constater que des personnes avec des temps de travail somme toute raisonnables sont parfois épuisées et mangent trop ; ce sont les horaires de labeur qui ne conviennent pas.

L'inégalité génétique

De multiples facteurs génétiques interviennent dans la prise de poids. On sait tous que certaines personnes grossissent plus facilement que d'autres à quantité de nourriture égale ingérée. On a tous dans nos connaissances des personnes maigres qui mangent parfois énormément et qui ne grossissent pas. D'ailleurs 5 % de personnes vues en consultation cherchent à prendre du poids, en dehors de toute maladie. Il s'agit de maigreur constitutionnelle, et s'il est parfois difficile de faire maigrir un obèse, il est encore plus difficile de faire grossir un maigre !

Jadis, ceux qui avaient la capacité de stocker étaient les plus adaptés à l'environnement puisque, avec relativement peu de nourriture, ils étaient en mesure de faire des réserves, ce que le maigre constitutionnel ne peut pas faire. Ce facteur adaptatif, utile aux périodes de faible abondance alimentaire, est évidemment néfaste dans l'environnement actuel. Autrement dit, les mieux adaptés historiquement sont de nos jours désavantagés par leur patrimoine génétique. Cette notion de facteur génétique induisant surpoids et obésité ou maigreur est largement acceptée sur le plan scientifique, d'autant qu'il existe un champ expérimental vivant surprenant. Les Indiens Pima vivant aux États-Unis sont actuellement à 70 % obèses. Même si on tient compte de facteurs sociaux défavorables, ils ne peuvent à eux seuls expliquer les troubles métaboliques, notamment le diabète, dans cette population. C'est bien leur patrimoine génétique – particulièrement étudié – qui ne leur donne pas la possibilité de s'adapter à l'environnement occidental. Comme pour les Indiens Pima, les personnes prédisposées génétiquement (variation du gène nommé FTO) et soumises à un environnement alimentaire défavorable développent obésité et diabète. On évalue à une personne sur six (16 %) les adultes porteurs de ce facteur génétique prédisposant, mais environ deux personnes sur trois aux États-Unis sont en surpoids et une personne sur trois est obèse.

L'influence de la génétique sur l'obésité permet de comprendre pourquoi certaines personnes prennent plus de poids que d'autres, tout en ne mangeant pas plus et en ayant la même activité physique. Inutile chez celles-ci de mettre en place un régime hypocalorique sévère, l'échec est garanti ; l'alimentation doit être normocalorique en fonction de leur corpulence. Évidemment, cette piste génétique ne peut expliquer à elle seule le surpoids.

La nutrigénomique

Si l'influence de la génétique est incontestable sur le devenir des aliments dans l'organisme, voilà un concept qui ravit les industriels de l'agroalimentaire. Pourquoi ? Le concept importé des États-Unis était présenté aux journalistes lors d'un petit déjeuner organisé dans un salon de thé chic (à Paris), avec autour de la table deux chercheurs de l'Inserm conviés par l'Institut français de la nutrition – ce « faux nez » monté par presque tous les industriels de l'agroalimentaire, de Coca-Cola à la Fédération nationale des industries de corps gras. Avec au menu des questions du type : peut-on prendre en compte le profil ADN de chacun pour une prévention nutritionnelle plus adaptée ? Sous-entendu, comment tordre le cou une fois pour toutes aux politiques de santé publique... ? Afin de nous manipuler davantage, l'agroalimentaire sponsorise la recherche sur le sujet et a même convaincu Bruxelles de mettre sur la table 14,5 millions d'euros.

Sauf que, comme le dit un chercheur qui réclame l'anonymat pour conserver ses contrats avec l'agroalimentaire, « manger en fonction de ses gènes, c'est de la science-fiction. Aujourd'hui, la seule façon efficace de rester en bonne santé est de suivre les recommandations nutritionnelles ». L'industrie agroalimentaire va tenter de vous faire croire que vous pouvez vous goinfrer de barres chocolatées et de pizzas industrielles, et que rien ne vous arrivera de fâcheux si vous possédez les "bons" gènes. » C'est ainsi qu'est présentée la nutrigénomique dans la rubrique « Conflit de canard » avec la faconde habituelle du *Canard enchaîné* (06 juin 2007).

L'autre lecture de ce concept pourrait être que, compte tenu du nombre de personnes prédisposées à grossir avec l'environnement alimentaire défavorable que l'on connaît, pour tous il faudrait renforcer les mesures de santé publique qui sont, effectivement, de consommer moins gras, moins sucré et moins salé, mais pas uniquement...

L'hypothèse virale

Certains chercheurs ont émis l'hypothèse qu'un virus pouvait favoriser l'obésité, en l'occurrence un virus de la catégorie des adénovirus (SNAM-1). Cet axe de réflexion était fondé sur l'observation de volailles décédées, porteuses d'un virus de ce type, qui avaient une taille et une masse grasse plus importantes que leurs congénères sains. Normalement, une bête infectée par une bactérie ou un virus dépérit et maigrit avant de mourir, et non l'inverse. On a trouvé également chez les singes des adénovirus qui avaient le même effet. Cette hypothèse virale, séduisante, a été avancée pour expliquer la véritable pandémie d'obésité au niveau mondial. Mais cette approche a été fortement battue en brèche par le fait que les adénovirus, d'une manière générale, lorsqu'ils infectent l'homme, disparaissent et ne perdurent pas alors que l'obésité est une maladie chronique. En fait, certains types d'affections virales peuvent passer inaperçues, engendrant une simple fatigue non spécifique, mais pouvant provoquer dans l'organisme des dégâts considérables. Des virus peuvent, en effet, induire une modification de l'expression de certains gènes et l'hypothèse virale de la pandémie d'obésité ne peut être balayée d'un revers de main ; elle nécessite des recherches approfondies. Comme dans toute affection virale, les individus réagissent différemment et les génomes sont plus ou moins sensibles à leur attaque. Évidemment, il ne s'agit que d'une hypothèse mais elle est éloignée des schémas de pensée conventionnels. Cependant chez l'homme, 30 % des obèses sont porteurs d'un virus (adénovirus-Ad-36) contre seulement 11 % des non-obèses, selon une communication récente de M. Pasarica de l'université de Louisianne. À l'époque de la peste, quelles autorités scientifiques du Moyen Âge ou de la Renaissance auraient pu imaginer qu'il s'agissait d'une bactérie du genre yersina ? Plus proche de nous, qui aurait pu concevoir, il y a quarante ans, qu'on réussirait à prévenir certains cancers par un vaccin ? Pourtant le Gardasil®, mis sur le marché en 2007, est un vaccin très prometteur contre le cancer du col de l'utérus, induit par un virus (du type papillomavirus) ; prochainement il est possible que ce type de prévention pourra également s'appliquer à des cancers comme celui du pancréas.

Les médicaments en cause

Un certain nombre de médicaments favorisent la prise de poids. Il s'agit essentiellement de molécules orexigènes, c'est-à-dire stimulant avant tout l'appétit. Citons-en quelques-uns :

– Des médicaments contre les allergies

Les médicaments de la classe des antihistaminiques (cyproheptadine) ont cet effet.

– Des anti-inflammatoires (non-stéroïdiens) et corticoïdes

Pour les premiers, une rétention d'eau peut être observée ; pour les seconds, ils stimulent l'appétit (cette action n'apparaît pas pour des prises ponctuelles de quelques jours). Au bout de quelques semaines l'effet diminue néanmoins. On note aussi une modification de la répartition des graisses (au niveau du tronc).

– Certains médicaments contre les migraines

Les médicaments contenant du pizotifène favorisent également la prise de poids.

– Certains antidépresseurs

Les antidépresseurs du type tricyclique font prendre du poids, mais ils sont moins prescrits que la classe des inhibiteurs de la recapture de la sérotonine qui, eux, à l'inverse, ont tendance à faire maigrir.

– Des antidiabétiques

Un certain nombre de médicaments contre le diabète favorise une prise de poids. Pour les antidiabétiques en comprimés, la famille des glitazones et les sulfamides ont cet effet secondaire.

– Des pilules

Selon le dosage et la nature contraceptive des composés des pilules, elles peuvent augmenter l'appétit et le taux de lipides dans le sang. Les plus fortement dosées, aussi celles à base de destrogel, sont concernées, mais il existe une variabilité de susceptibilité selon les femmes..

– Des médicaments à visée psychiatrique, les antipsychotiques

L'augmentation de l'appétit fait partie des effets secondaires de la plupart des neuroleptiques, ainsi que la sensation de soif, liée à une sécheresse buccale.

L'élevage des animaux

La façon dont sont élevés les animaux, et plus particulièrement la nourriture qui leur est donnée, influence beaucoup la qualité nutritionnelle finale du produit alimentaire et par là même la santé de celui qui va le consommer. La vache folle a été un véritable révélateur de pratiques industrielles peu recommandables considérant les éleveurs comme de simples ouvriers et l'animal un outil de production chosifié. Depuis, dans de nombreux pays, et particulièrement en Angleterre et aux Pays-Bas, mais aussi en France, des réflexions sont menées sur la nécessité de traiter correctement des animaux dans toutes leurs dimensions (hygiène, alimentation etc.). Différentes chartes sont en train d'être mises en place pour garantir des critères de bonne pratique d'élevage.

Plusieurs aspects sont à considérer. D'une part, il est nécessaire avant tout de respecter l'animal en tant que tel, ce qui avait été malheureusement parfois oublié ; dans ce sens, le lobbying des associations de protection des animaux s'est avéré déterminant. D'autre part, on peut se poser la question du risque qu'il y a à consommer un animal qui a été mal nourri, au sens d'un équilibre alimentaire insuffisamment maîtrisé et également d'une alimentation chimique. Élevé dans des conditions insatisfaisantes en termes d'habitat, d'alimentation, et soumis à des variations thermiques ou à des difficultés relationnelles avec l'éleveur, l'animal peut développer des réactions de stress avec la sursécrétion de certains types d'hormones, ce qui ne peut avoir que des conséquences néfastes pour lui et pour ceux qui consommeront sa chair.

Il est évident qu'un animal insuffisamment bien traité pendant son existence ne peut biologiquement fournir un aliment de qualité.

Ainsi, des critères pour l'évaluation du bien-être animal ont été émis et peuvent se résumer ainsi :

– alimentation : absence de faim, absence de soif ;

– logement : confort de couchage, confort thermique, liberté de mouvement ;

– santé : absence de blessures, absence de maladies, absence de douleur induite par des manipulations ;

– comportement : bonne relation homme-animal, absence de peur excessive.

L'objectif serait de pouvoir labelliser les produits issus d'élevages attachant une importance au bien-être de l'animal. Cette démarche d'entrer dans un cercle qualifié de « vertueux » emporte l'adhésion spontanée de plus en plus d'éleveurs.

Le tabagisme

Plusieurs aspects sont à considérer sur les liens entre tabagisme et alimentation. Tout d'abord, le profil nutritionnel du fumeur est différent de celui du non-fumeur car la fumée modifie le goût des aliments et transforme – heureusement de façon réversible – les papilles gustatives de la langue. Ainsi, on s'est aperçu que l'alimentation du fumeur avait certaines caractéristiques spécifiques. Le fumeur a tendance à être plus attiré vers les aliments frits, les viandes, les produits salés et fortement épicés, et les boissons alcoolisées. En revanche, c'est un piètre mangeur de fruits et légumes, probablement en partie parce que le seuil de discrimination des arômes gustatifs naturels est abaissé. Parallèlement, les besoins en vitamine C et caroténoïdes sont augmentés alors que les apports sont plus faibles, du fait de la moindre consommation de végétaux. Cela engendre des déséquilibres ou des fatigues compensés en partie par la stimulation apportée par le tabac auquel est généralement associée la consommation de nombreux cafés. Un autre problème est les conséquences sur l'entourage : des études ont montré que, chez les fumeurs adultes, le tabagisme influençait toujours la consommation de l'ensemble de la famille. Ainsi, les enfants mangent également moins de fruits et légumes, plus de viande et plus de produits fort caloriques : des friandises diverses, grasses et sucrées, favorisant la prise de poids ; c'est un des problèmes liés au tabagisme passif.

Parmi les femmes qui fument, nombreuses sont celles qui appréhendent de s'arrêter afin de ne pas prendre du poids. La dépense énergétique est effectivement majorée par le tabagisme mais on observe surtout des prises de nourriture mal adaptées à l'arrêt du tabac sous forme par exemple de grignotages, de prise de barres sucrées diverses pour compenser la manipulation des cigarettes. Certaines présentent des hyperphagies nettes mais, dans la réalité, il existe une grande variabilité des situations et on considère que, pour les fumeurs importants, l'arrêt du tabac, pour 25 % d'entre eux, engendre une prise de poids pouvant aller jusqu'à 2,5 kg, 50 % entre 2,5 kg et 7 kg et 25 % plus de 7 kg. Le degré de stress, de consommation tabagique initiale, l'âge, l'environnement familial et professionnel influent fortement sur cette prise de poids. Ainsi, une mauvaise alimentation liée au tabagisme puis un arrêt mal encadré, notamment sur le plan psychologique, concourent évidemment à des prises de poids ; se surajoute le fait que les fumeurs sont rarement de grands sportifs.

Le fumeur mange mal et, quand il s'arrête, il peut grossir s'il n'est pas correctement coaché. Mais ses enfants et son conjoint mangent également mal et risquent de grossir. La conclusion s'impose avec évidence : ne jamais commencer à fumer !

L'implication du stress

Le stress chronique peut provoquer une prise de poids, la graisse se mettant au niveau du ventre (androïde). C'est ce que vient de démontrer une équipe de l'université de Georgetown aux États-Unis (le Pr Zofia Zukowska et ses collaborateurs) qui annonce : « Cette étude est la première à montrer que le stress a un effet direct sur l'accumulation de la graisse, le poids et le métabolisme. »

Les travaux ont porté sur les souris mais, selon eux, « le même mécanisme pourrait survenir chez l'homme ». Une substance, le neuropeptide Y (NPY), produite par le cerveau, stimule les prises alimentaires et, en cas d'exposition persistante au stress, il est sursécrété. Associé à une alimentation de type occidental, trop grasse et sucrée, une accumulation rapide de graisse au niveau abdominal est observée. On se situe dans la même situation physiologique de l'exposition prolongée au froid lors de laquelle la formation supplémentaire de graisse permet de mieux isoler les organes du corps. Par ailleurs, ce peptide pourrait également empêcher la fonte naturelle des graisses (action antilipolytique).

Quels types de stress peuvent entraîner cette réaction ? Selon les auteurs de cette étude, « une accumulation de stress chronique comme un désaccord avec son patron, des accès répétés de rage au volant, pourraient agir au fil du temps. La dépression pourrait aussi agir comme un stress ». Il s'agit, somme toute, de forme de stress assez banale mais plutôt caractéristique des sociétés contemporaines occidentales. Ces résultats présentés dans le journal scientifique *Nature medicine* du mois de juillet 2007 devraient vous inciter à rester zen ! Une approche est d'ordre pharmacologique consisterait à chercher à bloquer les récepteurs des cellules à ce neuropeptide pour empêcher la formation de cette masse grasse.

26

L'influence de la publicité

La publicité influence fortement le comportement d'achat des consommateurs, et c'est d'ailleurs son rôle. La publicité est tellement importante qu'une société comme Unilever (thé, margarine) n'hésite pas à « supprimer 200 postes au siège de sa filiale française... pour investir plus dans la publicité », selon *Le Figaro* du 25 mai 2007. Cette publicité des firmes agroalimentaires rapporte beaucoup d'argent à divers supports, notamment à la télévision où 40 % des spots concernent l'alimentation avec 89 % de l'espace occupé par les produits gras, sucrés, salés, selon une enquête récente de la revue *Que choisir,* et plus si on englobe les produits chimiquement transformés. Personne n'ose contrecarrer cette puissance. Dès qu'une ébauche de réglementation apparaît, l'industrie propose de s'autoréguler et est violemment hostile à toutes formes d'encadrement efficientes par voie législative. Le ministre de la Santé lui-même, dans ses propositions formulées en 2006, est bien en deçà des recommandations du deuxième volet du Plan de nutrition national santé qui préconisait de mieux contrôler les publicités, voire de les interdire pour les produits alimentaires destinés aux enfants aux périodes où ceux-ci les regardent le plus, c'est-à-dire en dehors des heures d'école, les mercredis et le week-end. L'industrie agroalimentaire prétend que ce n'est pas la publicité pour les produits alimentaires qui est à l'origine de la progression de l'obésité. Il y a là un déni de responsabilité flagrant. Le directeur de l'Office de vérification des publicités (OVP) affirme, quant à lui, dans une interview au *Journal du dimanche* d'avril 2007 : « La publicité participe à l'obésité. »

Parallèlement, le marketing agroalimentaire oriente la publicité vers des produits présentés comme meilleurs pour la santé, car allégés et sans sucre ajouté. Nous avons vu ce qu'il fallait penser de ces produits qui, paradoxalement, favorisent le surpoids. Le but est de séduire et surtout de chercher à déculpabiliser le consommateur pour lui faire acheter plus et toujours plus, ou de l'orienter vers des produits supposés à valeur ajoutée pour la santé et bien plus onéreux.

Les enfants et les adultes ingurgitent plusieurs milliers de spots publicitaires concernant les produits alimentaires par an, ce qui a nécessairement des conséquences en terme d'achat, sinon des centaines de milliers d'euros n'y seraient pas investis par les industries agroalimentaires. Par ailleurs, une sophistication de plus en plus grande dans la présentation des produits se met en place. Il y a bien sûr les affirmations basiques concernant un produit censé assurer la forme, la vitalité, l'énergie, même s'il est nutritionnellement peu recommandable. Le produit est par exemple lié à une image de quelqu'un de dynamique et en bonne santé et l'association d'idées doit se faire par le téléspectateur, « voilà ce qu'il me faut pour être en forme ». Des produits supposés améliorer les défenses immunitaires sont présentés avec un enfant joyeux, le décryptage en est que le produit est bon pour les enfants ; une grand-mère souriante laisse supposer que le produit est bon pour les séniors ; une mère de famille qui, comme d'autres, assure que le produit lui fait du bien, avec un chiffre de personnes satisfaites, ce qui confère par le pourcentage avancé un caractère scientifique à de simples affirmations. Tel autre produit, pourtant bourré d'additifs, sera inscrit dans un cadre champêtre pour faire croire à sa naturalité. Le téléspectateur passif enregistre ces messages qui ont nécessairement un impact sur lui.

L'inscription des messages à caractère sanitaire (voir deuxième partie) présent depuis peu sur les écrans est peu lue, et surtout le plus souvent mal comprise et mal interprétée. Nombreux sont ceux qui pensent, comme nous l'avons mentionné, que le produit présenté est bon pour la santé puisqu'il y a ces messages ; il est encore meilleur que ce qu'ils imaginaient, alors qu'en fait il est fort gras ou trop sucré !

Les publicitaires travaillent avec de plus en plus de finesse et d'imagination leurs messages, ce dont il faut leur rendre grâce. Le danger actuel est le développement du neuromarketing. De quoi s'agit-il ? Tout simplement de mettre au point avec des neurologues des spots ayant le plus d'impact sur le cerveau, en terme d'émotions, de fixation, de mémorisation et de soumission grâce à l'utilisation d'outils extrêmement sophistiqués. Les zones du cerveau qui sont le plus à même d'induire un comportement orienté sont maintenant à peu près repérées et, dans la plus grande discrétion, sont mis en place des facteurs de conditionnement extrêmement efficaces. On en arrive, grâce aux IRM fonctionnelles (imageries à résonance magnétique) du cerveau, à localiser les zones du cerveau sensibles à certaines formes de messages. En fonction du produit à promouvoir et selon les objectifs de la marque, des messages sont élaborés puis largement diffusés sur divers supports médiatiques. Le PDG de TF1, en 2005, Patrick Le Lay, conscient des nouveaux enjeux, n'hésitait pas à affirmer : « Ce que nous vendons à Coca-Cola, c'est du temps de cerveau disponible ! » Évidemment, ne peuvent se payer ce type de recherches et de diffusions télévisuelles répétées que les grandes marques.

Parallèlement, l'industrie agroalimentaire assure « s'engager » dans la lutte contre l'obésité ; elle donne beaucoup d'argent à des agences de communication pour des campagnes dont le seul objectif est de leur assurer une bonne image de marque. Elle arrive même par le biais de ces agences de communication à avoir pour certains de leurs supports publicitaires des logos officiels des ministères !

Telle marque de charcuterie, dans ses publicités, donne, quant à elle, des recettes minceur, mais les photos publicitaires sont toujours focalisées sur ses produits de charcuterie à vendre. Tous les moyens sont bons pour déculpabiliser le consommateur de prendre des produits qui sont, quoi qu'on en dise, gras, sucrés, salés ou édulcorés et bourrés d'arômes, de colorants, de conservateurs et autres additifs, dont l'innocuité n'est pas démontrer en fonction des doses ingurgitées, surtout lorsque ces produits chimiques sont associés entre eux. Même avec la mention « sans conservateur », ils contiennent des produits qui conservent car les industriels entendent cette mesure au sens réglementaire du terme.

Parallèlement, sont stigmatisés les obèses qui ont le tort d'acheter des produits à premier prix et non pas des produits de marque, ces produits à premier prix présentés comme peu recommandables sur le plan nutritionnel. C'est du moins ce que laissent entendre en filigrane de nombreux acteurs de l'industrie agroalimentaire, appuyés par des nutritionnistes dépendant d'eux. Les industriels insistent sur le fait que l'obésité touche les classes défavorisées, ce qui à leurs yeux les dédouane et leur permet d'affirmer que la publicité ne peut être mise en cause. Naïvement, ou plutôt à cause d'un lobbying intense, les pouvoirs publics, sur les conseils de certains universitaires, médecins et chercheurs qui, sans remettre en cause leur intégrité intellectuelle, sont eux-mêmes en partie dépendants des gros groupes agroalimentaires par les prix qu'ils reçoivent ou les aides pour leurs congrès et travaux de recherche, ont choisi la voie du « consensus » avec l'industrie agroalimentaire. Qu'en penser ?

S'il est exact que les industriels ne cherchent pas à mal faire, ni à délivrer une mauvaise nourriture (ils sont par exemple prêts pour beaucoup d'entre eux à baisser les teneurs en sel, en sucre et en matière grasse et respectent la législation en vigueur), leur raison d'être est le profit et les dirigeants ont des comptes à rendre à leurs actionnaires. Un grand groupe annonçait ainsi récemment à ses actionnaires « ne jamais transiger sur la qualité des résultats financiers ». Pour ce type d'entreprise internationale, leur rôle consiste avant tout à gagner de l'argent ; les grands groupes ne donnent l'illusion de s'intéresser à la santé que parce qu'il y a pour eux une valeur ajoutée permettant de mieux vendre. Des margarines, des produits allégés ou enrichis en vitamines, certaines bactéries (probiotiques) et autres, présentés par le marketing comme bons pour la santé, ainsi que le confirment de pseudo-études – nous y reviendrons –, sont bien plus onéreux à l'achat, ce qui leur assure des profits encore plus grands. Le marketing et la publicité font partie des éléments centraux de ces groupes qui n'hésitent pas à mettre les moyens pour être efficaces. Rien n'est laissé au hasard, les nouveaux messages sont testés et analysés par IRM cérébrale, sur des volontaires rétribués ! Le but est d'influencer le consommateur et d'y laisser une trace durable, d'où le développement du neuromarketing. Vendre toujours plus ou plus cher, dans des quantités toujours plus importantes, tel est l'objectif des groupes agro-industriels sur un marché en relative stagnation. Il faut innover, éliminer les plus petits qui ne peuvent suivre ce type d'évolution, éventuellement en les rachetant – et se partager les profits à quelques-uns.

L'individu est, comme nous l'avons vu, de façon innée et tout au long de sa vie, attiré par le gras, le sucré et le salé, des denrées qu'il devait rechercher pour survivre. Le marketing des grands groupes utilise cette donnée biologique dans un sens commercial et propose des produits qui vont flatter ces sens. Il serait illusoire de croire que la composition des produits va fondamentalement changer, même si parfois des améliorations sont mises en place. Les industriels sont en effet bien organisés ; ils font pression sur les pouvoirs publics par divers biais, délivrent des informations nutritionnelles formatées et partielles, voire partiales, au grand public et réussissent aussi à manipuler les professionnels de santé. Tous les pays européens sont bien conscients du problème de la publicité des denrées alimentaires et de leur influence sur le poids. *Le Figaro* du 16 novembre 2006 annonçait par exemple que « la publicité pour les produits alimentaires les moins diététiques sera bannie des programmes télévisés destinés aux moins de seize ans à partir de 2007 en Grande-Bretagne, afin de lutter contre l'obésité des enfants, une préoccupation majeure dans ce pays. Les associations de consommateurs estiment toutefois cette mesure insuffisante ». Martin Hirsch lui-même a dit que « l'interdiction de la publicité alimentaire à destination des enfants est une mesure cohérente et proportionnée. Il est impératif que les enfants soient protégés de façon efficace et durable et il est illusoire de croire que leur sens critique les protège ».

La vraie solution serait de mieux contrôler les publicités, voire effectivement de les interdire, concernant les denrées alimentaires, surtout celles à destination des enfants comme l'avait suggèré le nouveau membre du gouvernement français. Il s'agit d'une mesure de bon sens et à prendre de façon urgente face au degré de sophistication et à la manipulation mentale en train de se mettre en place avec le neuromarketing.

De telles mesures sont présentées par les groupes agroalimentaires comme anti-économiques tant ils estiment « faire vivre » de nombreuses personnes qui y travaillent. Ce type de mesures existe pourtant déjà pour un certain nombre de produits, même si elles ont eu du mal initialement à s'imposer : le tabac et le vin. Le livre, lui-même, est interdit de publicité télévisée, cette mesure n'est-elle pas aussi anti-économique ? Pourtant, il est autrement moins dangereux de faire de la publicité pour des livres sur le plan de la santé que pour les aliments trop gras, salés et sucrés.

On le voit, ces arguments ne tiennent pas et le développement de l'obésité, à laquelle la publicité participe, coûte excessivement cher à la société en termes humains mais aussi financiers. William Reymond rapporte qu'aux États-Unis, par exemple, « cent dix-sept milliards de dollars sont dépensés pour couvrir les coûts directs de l'obésité ». Qu'en sera-t-il en France dans quelques années ? De plus, compte tenu du fait que l'obésité engendre un certain nombre de maladies, qu'adviendra-t-il lorsque les administrations et sociétés décideront qu'il vaut mieux engager uniquement des gens maigres ayant moins de risque d'être malades pour assurer un travail efficace ? Prenons un exemple simple. L'administration est-elle prête à embaucher des policiers ou militaires obèses ? Il existe déjà de réelles discriminations à l'embauche, notamment et de façon bien réelle pour les femmes en surpoids et obèses, mais quand 20 % de la population, voire plus, le sera, comment les États géreront cette situation ?

Pour aider à lutter contre le surpoids et l'obésité des populations, il existe bien des solutions comme l'instauration de mesures simples telles que la réglementation stricte, voire l'interdiction des publicités alimentaires, notamment à la télévision, à l'instar de ce qui a été fait pour les produits alcoolisés et le tabac. Il va de soi que tous les produits présentés ne sont pas nocifs, surtout s'ils sont consommés en petite quantité.

Pour terminer cet aperçu, dénonçons une forme de marketing publicitaire moderne qui se développe, impliquant des résultats d'« études » présentées comme scientifiques. L'industrie agroalimentaire, à l'image de l'industrie pharmaceutique, se lance dans des études devant prouver l'efficacité santé de leurs produits. L'aliment devient – ce qu'il n'est pas uniquement – une somme de nutriments, vitamines et minéraux, éléments ajoutés que l'on peut comptabiliser et à partir desquels on pourrait en déduire des effets santé. Le problème majeur est que ces études, bien que des noms de médecins ou de scientifiques y soient toujours associés, n'ont pas ou peu de valeur sur le plan scientifique. Pourquoi ? D'une part, elles ont lieu sur un petit nombre de personnes, quelques dizaines (les grands groupes commencent maintenant à se lancer dans des études avec plusieurs centaines de personnes et demain probablement des milliers) ; d'autre part, les durées d'investigation sont brèves. Conscients malgré tout de la faiblesse de ces études, l'industrie agroalimentaire les multiplie, le nombre devant accroître leur crédibilité. « Une partie de ces aliments », aliments fonctionnels, alicaments présentés comme des aliments santé, « ont des bénéfices très difficiles d'évaluer : c'est le cas de ceux qui disent participer aux défenses immunitaires. Mais quelles preuves puisque aucune réglementation n'encadre leur expertise scientifique » ? se demande Olivier Andrault, chargé de mission alimentation nutrition pour l'association de consommateurs UFC-*Que choisir*, alors que les marques de distributeurs, comme « Carrefour, entrent dans la course aux alicaments » (*Le Figaro* du 8 décembre 2006).

Il est effectivement difficile de démontrer l'efficacité réelle de tel ou tel produit se mélangeant à d'autres aliments dans la ration quotidienne ; il faut aussi tenir compte des réactions individuelles spécifiques vis-à-vis de tel ou tel produit. Le seul but de ces études, vous l'avez bien compris, est de les exploiter sur le plan publicitaire et, si possible, d'éliminer petit à petit les concurrents qui ne pourront pas en financer d'équivalentes. Actuellement, nombreux sont les citoyens insuffisamment informés qui tombent dans les divers pièges publicitaires, où l'on abuse de leur crédulité.

Ce n'est pas tout puisque, pour mieux contrôler l'information nutritionnelle, les grands groupes achètent des informations scientifiques qui deviennent leur propriété et y apposent leur logo. Dès qu'un médecin souhaite utiliser ces données scientifiques pour rédiger un article, un rapport, un livre, un conseil public à ses patients, il doit demander l'autorisation et le logo de la marque doit être apposé en bonne place. Ainsi, des données scientifiques de base passent sous contrôle de ces groupes et la communauté scientifique comme les pouvoirs publics semblent trouver normal, d'une part, de vendre des travaux scientifiques, d'autre part, de passer ensuite sous leurs fourches caudines pour les utiliser. On se rend compte à quel point l'information nutritionnelle devient cadenassée. Pour les revues scientifiques de nutrition, des représentants de l'industrie sont parfois directement présents dans leurs comités scientifiques. Ils les contrôlent aussi indirectement par l'intermédiaire des pages de publicité payante qui assure la survie des revues. Il est surprenant de constater que ce qu'on ne permet plus aux partis politiques – financement privé avec les dérives que l'on a connues – on l'autorise pour la science.

Au final, pour le grand public, il faut être de fins analystes pour décrypter au-delà des slogans publicitaires la réalité nutritionnelle quotidienne.

Concernant l'industrie agroalimentaire, on observe la même situation qu'il y a quelques années concernant l'industrie pharmaceutique, à savoir le regroupement de l'industrie alimentaire entre les mains de quelques grands groupes se partageant le pouvoir avec l'accord tacite des pouvoirs publics qui pourraient pourtant légiférer. Ces quelques industriels peuvent ensuite peu ou prou s'entendre entre eux. Ils ne transgressent pas les lois, elles sont tout à leur avantage même s'ils ne les trouvent pas assez à leur goût. Des mutuelles elles-mêmes tombent également dans ces pièges ou ont d'autres arrière-pensées, certaines d'entre elles allant jusqu'à rembourser l'achat de margarines riches en phytostérols (avec un plafond de 40 euros par an et par adhérent). Il s'agit d'une absurdité, ne serait-ce que sur le plan scientifique, car on connaît mal les conséquences d'apports massifs en phytostérols pour l'organisme qui n'est pas programmé pour en consommer de grandes quantités ; des effets délétères inconnus pourraient apparaître. C'est assez discrètement d'ailleurs que les assureurs n'ont pas renouvelé cette année leurs partenariats respectifs, lancés à grand renfort de publicité début 2006 avec des fabricants de margarines. Échec de l'opération ou prise de conscience de l'absurdité de la démarche, de cette dérive qui est de présenter les aliments comme des médicaments (les alicaments) ? Il faut savoir que, dans de nombreuses études, il est tellement difficile de prouver une quelconque efficacité qu'on se contente de demander aux gens s'ils se sentent mieux ou satisfaits du produit utilisé. Les questions et les réponses sont suffisamment bien manipulées pour être ensuite mises en avant et présentées comme scientifiques, car il y a des chiffres.

La menace

Les industries agroalimentaires sont puissantes, surpuissantes, et nombreux sont ceux qui craignent de dénoncer les « mensonges de l'industrie agroalimentaire » qui, à l'instar du Dr Béatrice de Reynal, bien qu'elle soit « sûre de ce qu'elle dit », avoue qu'elle a « un peu la trouille » face à la force de frappe juridique de ces grandes entreprises. Il faut dire qu'elle dénonce notamment la petite fiole « Knorr vie », le nouveau produit phare du groupe Unilever, son coup de gueule : « La pub vous dit que, là-dedans, ils ont réussi à faire rentrer 200 grammes de fruits et légumes, ils sont forts quand même ! Alors comme je ne crois plus au Père Noël, je me suis penchée sur le rebord de la fiole : dans une bouteille de Knorr vie, il y a deux fois plus de calories que dans le même volume de Coca. Chaque fiole contient 10 à 12 grammes de sucre ! C'est santé, ça ? »

Elle fustige, comme le rapporte la journaliste Sandrine Blanchard, tous ceux qui jouent sur la crédulité des consommateurs et affiche des « foutaises » sur les emballages alimentaires. Les yaourts prétendument « riches en fruits » ou en « germe de blé » alors qu'ils n'en contiennent qu'entre 0,1 % et 2 %. Elle rapporte aussi des propos dénonçant « l'arnaque nationale » des céréales du petit déjeuner, ces « croquettes américaines sucrées » qui font oublier qu'il n'y aurait rien de meilleur qu'une tartine de pain pour commencer la journée.

Toutes les allégations nutritionnelles utilisées en toute légalité sont un « filon en or » pour l'industrie agroalimentaire (*Le Monde* du 19 mai 2007) !

Les pouvoirs publics, tant au niveau national qu'européen, pourraient mettre un terme à cette publicité qui participe à l'explosion de l'obésité. Pourtant, l'attitude actuelle rappelle la passivité concernant les pesticides et autres produits phytosanitaires alors même que certains dangers d'utilisation étaient soulignés. Les pouvoirs publics de très nombreux pays ont fermé les yeux et n'ont même pas encore pris toutes les mesures nécessaires concernant l'usage de produits pourtant clairement étiquetés comme néfastes.

Combien de temps faudra-t-il attendre pour que des mesures simples, applicables rapidement, et non coûteuses, soient prises ? Est-il judicieux de laisser faire, d'attendre, de favoriser indirectement l'émergence de maladies liées à l'obésité, de laisser se creuser le fameux « trou » de la Sécurité sociale, une attitude qui pourrait être jugée dans l'avenir comme coupable ?

Ce n'est pas au nom de la liberté d'entreprendre que l'on doit permettre en toute légalité les dérives que nous venons de dénoncer. Il faudrait une politique plus interventionniste, européenne, qui assure l'application de façon rigoureuse du principe de précaution, et ne pas laisser les citoyens se faire manipuler par des moyens publicitaires de plus en plus sophistiqués. Sans compter l'extrême urgence qu'il y a à revoir la composition des ajouts chimiques incorporés dans de nombreux aliments. L'Europe pourrait et doit agir sans délais et contrecarrer la puissance des lobbys qui, aujourd'hui, cherchent à gagner du temps puis essayeront, demain, de contourner – en toute légalité – les mesures prises.

Terminons tout de même par une note d'optimisme : il est tout à fait possible d'améliorer ou de créer de bons produits alimentaires en s'appuyant sur une réflexion approfondie indépendante sur ce qui est réellement utile pour améliorer la santé. Quant à la publicité en tant que telle, elle n'est pas à rejeter totalement, elle peut même avoir du bon, rappelez-vous celle de Benetton contre le racisme (*United Color*) et pour la diversité qui a efficacement interpellé le monde.

27

Les régimes ont-ils encore une place ?

À la lumière de tout ce qui vient d'être énoncé dans ce livre, on peut s'interroger sur la place des régimes.

La recherche d'un régime pour perdre du poids ou améliorer sa silhouette doit être réfléchie et encadrée, or de nombreux régimes proposés ne sont pas adaptés – puisque ceux qui les suivent reprennent du poids à plus ou moins longue échéance –, certains pouvant même être néfastes pour la santé.

L'objectif en terme de santé pour maigrir lorsque cela est nécessaire est, avant tout, d'une part de corriger les erreurs nutritionnelles lorsqu'elles existent – ce qui est le plus souvent le cas – et, d'autre part, de mettre en place progressivement de nouvelles orientations alimentaires, par petites touches allant dans le sens d'une amélioration de la santé. La dimension psychologique ne doit jamais être négligée car elle a une importance primordiale ; aussi la conduite à suivre doit-elle tenir sur un triptyque :

– Ne pas induire de frustrations. La notion même de régime véhicule le plus souvent cette notion de frustration, celle-ci finissant par être difficilement acceptable et tolérable, ce qui, le plus souvent, engendre d'autres types de troubles et un risque de déstructuration du comportement alimentaire important. Tout régime est voué à l'échec s'il y a des restrictions alimentaires sévères avec, notamment, l'exclusion de groupe entier d'aliments qui provoquent des déséquilibres alimentaires.

– L'encadrement doit être adapté et personnalisé. Il s'agit, pour les nutritionnistes, de guider efficacement une personne en excès pondéral pour l'aider, d'une part, à mieux réorienter son alimentation et, d'autre part, à améliorer ses comportements alimentaires.

Dans ce cadre-là, une prise en charge doit être bien conduite et éviter deux écueils extrêmes, l'un consistant à être « sévère », l'autre, laxiste, laissant supposer que l'organisme peut réguler de lui-même le couple faim/satiété. De nos jours, cette dernière proposition est irréalisable, compte tenu de la modification profonde de l'environnement alimentaire qui perturbe les nombreux mécanismes de régulation.

Tout *coaching* ne peut être que spécifique à chaque individu, tant les situations sont différentes, de l'adolescent en surpoids à la femme ménopausée qui se sédentarise en passant par tous ceux qui, pour une raison ou une autre, ont pris du poids et ont besoin de le perdre pour des raisons de santé. Quant aux obèses notamment classés dans la catégorie des plus sévères, ils nécessitent une approche totalement différente, multidisciplinaire, car il y a souvent au premier plan des troubles psychologiques. Il n'est pas aisé de faire maigrir les grands obèses. La plupart ne se soignent pas, « ceux qui se soignent ne maigrissent pas, la plupart de ceux qui maigrissent regrossissent », comme l'avait déjà remarqué il y a vingt ans A.J. Stunkard. Il faut, avant tout, pour eux, bien s'attacher à traiter les conséquences de l'obésité : l'hypertension artérielle, le diabète, les maladies respiratoires ; les risques de cancer sont pour leur part à prévenir par des contrôles réguliers.

– Éviter la désocialisation. Lorsque de nouvelles orientations sont mises en place, cela ne peut avoir d'impact que dans le cadre d'une démarche familiale. Toute autre approche est vouée à l'échec. L'amateur de saucisson, même fortement motivé, ne pourra subir longtemps la contrainte de voir les autres en prendre alors que lui-même en est privé. Seul à suivre certaines orientations, il se sent marginalisé ou culpabilisé s'il transgresse les interdits même lors des repas festifs (anniversaire, mariage, communion).

Les restrictions alimentaires sont souvent vécues comme une interdiction de « tout ce qui est bon », ce qui provoque à une vitesse variable des troubles de comportement. Peut apparaître un fort sentiment d'injustice et de punition, voire de châtiment. À partir de là, en fonction de la personnalité de chaque individu suivant un régime seul et déjà fragilisée par le regard critique réel ou supposé des autres, peuvent se développer des névroses et parfois même des comportements paradoxaux. Certaines personnes se mettent même à faire dans ce genre de situation l'inverse de ce qui est préconisé : elles mangent avec voracité, parfois en cachette, ce qui leur est défendu, fait que l'on pourrait considérer comme une sorte de défi, ou encore, dans certaines situations, comme une sorte de pulsion de mort.

Certaines réactions de l'entourage observées lors des consultations sont, quant à elles, parfois surprenantes. Le pouvoir donné au conjoint d'orienter l'alimentation crée parfois un rapport ambigu où celui qui suit un régime se trouve dans une situation d'infériorité, l'autre étant parfois perçu comme l'« oppresseur ». Dans d'autres cas, on observe de façon tout aussi surprenante une totale régression : le conjoint prend en charge la personne suivant un régime, se comporte comme un parent en infantilisant l'autre qui accepte cette situation. Dans les différents types de régime, même ceux non hypocaloriques mais tout simplement sans sel ajouté, contrôlé en graisse, on peut observer ce type de comportement régressif, accompagné parfois de tricheries par la consommation en cachette de ce qui est interdit.

Toute cette chaîne de conséquences psychologiques complexes doit faire peser les avantages et les inconvénients d'un régime quelle que soit sa nature, pour le contrôle du poids ou toute autre raison ; seule une adhésion familiale franche et nette peut permettre des orientations nutritionnelles satisfaisantes.

L'approche comportementale dans la recherche du contrôle du poids est probablement la meilleure lorsqu'elle est associée à des conseils nutritionnels personnalisés. Elle consiste à analyser les dysfonctionnements comportementaux vis-à-vis de la nourriture et les principales erreurs diététiques. C'est la personne en surpoids qui, dans cette étape, analyse elle-même ses propres erreurs. La plupart des personnes connaissent les principes de base de la diététique même s'il existe une méconnaissance du contenu réel de nombreux produits alimentaires en raison de la difficulté à interpréter les étiquettes. Petit à petit, un travail avec le thérapeute est réalisé, et par une meilleure gestion des pulsions et des émotions, le contrôle du poids devient plus simple.

Sixième partie

Y A-T-IL UNE ALIMENTATION IDÉALE ?

Compte tenu de tout ce qui précède, on peut donc encore se poser la question de savoir s'il existe une alimentation idéale ? La réponse est oui. Il est aujourd'hui possible de mieux s'alimenter, peut-être même mieux qu'il y a quelques années lorsque les choix étaient plus limités. Même en faisant vos courses en grande surface, vous trouvez des produits de qualité si vous arrivez à décrypter et déjouer les multiples pièges.

Les pouvoirs publics ont, pour leur part, le devoir de :

– ne jamais laisser commercialiser un produit de synthèse incorporé aux aliments (additifs, arômes et diverses autres substances) ou employé dans l'agriculture qui n'aurait pas été analysé dans toutes ses interactions, notamment avec les autres produits chimiques.

– ne pas laisser la publicité vis-à-vis des aliments, notamment télévisuelle, se développer avec les dérives actuelles (allégations, neuromarketing). Il faut l'encadrer par voie législative ou l'interdire.

Sur le plan individuel, le principe de base n'est pas un retour en arrière mais de s'orienter vers le choix d'aliments les moins transformés possible sur le plan industriel et les moins pollués par des composants chimiques divers, c'est-à-dire plutôt bio. Nous l'avons vu, des ustensiles performants, simples d'utilisation, permettent de faire ses yaourts, son pain, ses glaces. Sur le plan nutritionnel, voilà comment pourrait être tout simplement organisée la journée (il ne s'agit que d'un tableau directeur) :

Intérêt nutritionnel	Aliments	Précautions de choix
	PETIT DÉJEUNER	
Polyphénol (anti-oxydant).	Thé (de préférence : thé vert) ou café sans sucre, 1 ou 2 tasses.	Choisir un thé ou un café de qualité ; attention, des marques ajoutent des arômes artificiels. Le thé vert est le plus concentré en antioxydants (polyphénol, antivieillissement des cellules).
Fibres, glucides d'absorption lente, Potassium alimentaire (alcalinisant : antiacide), magnésium.	Fruits secs : datte, abricot, pruneau, 1 à 3, c'est-à-dire anti-acide.	Les choisir bio et sans sulfites. Ils sont moins beaux mais bien meilleurs pour la santé. Attention, de multiples fruits secs sont enrobés de matière grasse pour éviter qu'ils ne collent entre eux. Vous les repérerez s'il y a la mention MGV (matière grasse végétale) sur l'étiquette.

Intérêt nutritionnel	Aliments	Précautions de choix
Protéines végétales, glucides d'absorption lente, fibres, magnésium, calcium, vitamines du groupe B (sauf B_{12}).	Pains « aux multi-céréales » ou pain complet 30 à 40 g.	Le pain n'est pas nécessairement à choisir bio. Il faut favoriser la consommation de pain boulanger acheté en boulangerie, mais aussi en grande surface. Pour les simples dépôts de pain ou les magasins n'ayant pas la mention boulangerie, il s'agit le plus souvent de pain issu de produits industriels surgelés. N'oubliez pas que les pains typés : pain au lait, petit pain, pain de mie... ont souvent des ajouts de gras importants comme les diverses viennoiseries.
Acides gras saturés (besoins quotidiens en petite quantité), vitamines A, D.	Beurre 10 g.	Le beurre doit être consommé le matin sans culpabiliser, en quantité raisonnable. Son métabolisme a chronobiologiquement moins d'impact pour les matières grasses à ce moment de la journée. Les beurres allégés ou les margarines ont peu ou pas d'intérêt sur le plan nutritionnel, ils sont souvent plus chers, gardez votre argent.

Intérêt nutritionnel	**Aliments**	**Précautions de choix**
Glucides d'assimilation rapide (index glycémique élevé). Plaisir, améliore l'humeur. Miel : nombreux éléments protecteurs.	Confiture 2 c. à café ou miel.	La confiture, il est possible de la faire soi-même avec des fruits mûrs et de mettre le moins de sucre possible, presque de les préparer comme des compotes et de les stériliser.
Protéines animales (bonne valeur biologique), Calcium, phosphore, vitamines A, D (en fonction de la teneur en lipides), vit. du groupe B.	Lait : 200 ml ou fromage blanc : 100 g = 3 c. à soupe ou yaourt nature.	Les produits laitiers sont à choisir de préférence bio, demi-écrémés et nature. Fabriquez-vous-même vos yaourts, c'est si simple.
Ration hydrique, vitamine C, bêta-carotène (pour certains d'entre eux comme abricot, pêche, papaye).	Fruits ou jus de fruit frais pressé maison : un verre.	Vous consommerez des fruits de saison ou vous pouvez les presser vous-même. Les jus de fruits du commerce sont souvent trop sucrés ou bourrés d'édulcorants. Évitez de prendre des produits chimiques dès le matin ! Choisir des fruits bio si vous les mangez tels quels avec la peau, sinon lavez-les et épluchez-les bien.

Intérêt nutritionnel	**Aliments**	**Précautions de choix**
Indirect : consommation de lait.	« Céréales du petit déjeuner ».	Céréales type corn flakes. Choisir celles pas trop sucrées (sucre ajouté) ou des muesli ayant une teneur en lipide inférieure à 8 g/100 g d'aliments et moins de 1 g de sel (NaCl)/100 g d'aliments. L'intérêt des céréales du petit déjeuner est limité et concentre parfois des produits peu recommandables, suite aux différentes transformations qu'elles ont subies. Elles sont aussi vite absorbées à un moment où il faudrait, au contraire, prendre suffisamment de temps pour manger. Pour autant, ce sont des produits qui s'améliorent, et face à un manque d'appétit le matin, notamment pour les enfants, ce peut être un produit alternatif à proposer.

Intérêt nutritionnel	Aliments	Précautions de choix
	REPAS DE MIDI	
Fibres, ration hydrique, vitamines (C, E, bêta-carotène), nombreux minéraux et oligo-éléments.	Légumes à la croque ou sans assaisonnement gras : tomate, radis, concombre, carotte, chou-fleur. À volonté (selon faim).	L'apport en matière grasse, quelle que soit son origine, doit être contrôlé. Les crudités sont à consommer telles quelles ou avec un assaisonnement : jus de citron, sauce yaourt à l'aneth... Bien laver les légumes, ou les choisir bio et les laver tout de même.
Protéines végétales, fibres, glucides d'action lente, vitamines du groupe B (sauf B_{12}), minéraux et oligo-éléments.	Féculents, petits pois, lentilles, riz complet, pâtes au blé dur, haricots blancs, fèves, pois chiches... 150 à 200 g = 4 cuillères à soupe de légumes cuits.	Les féculents ne sont pas nécessairement à consommer tous les jours, leur apport dépend du degré de faim, des saisons et permet de maintenir une satiété satisfaisante jusqu'au repas du soir.
Fibres, minéraux, oligo-éléments, vitamines C, B_9, bêta-carotène pour les colorés et verts.	Légumes frais cuits : carottes, épinards, haricots verts... À volonté (selon faim).	Les légumes frais sont à consommer tous les jours pour leur apport en fibres, micronutriments. *Al dente*, une partie de leur apport en vitamines est préservée (vitamines B_9, C).

Intérêt nutritionnel	Aliments	Précautions de choix
(Voir diner)	Viandes, poisson, œuf.	Consommation une fois par jour, soit le midi, soit le soir. Choisir les viandes les moins grasses (blanc de poulet, rumsteak, tende de tranche). Si consommation d'œuf, n'en prendre qu'un à la fois.
Glucides d'assimilation rapide, lipides, magnésium, bêta-carotène. Plaisir.	Dessert sucré : chocolat : 2 carrés ou glace, flan, ou mousse au chocolat (petite quantité)...	Le dessert sucré est chronobiologiquement beaucoup plus acceptable le midi que le soir.
Protéines animales. Calcium, vitamines du groupe B, teneur en AG saturés variable.	Ou fromage blanc 100 g : 3 c. à soupe ou yaourt 1 à 2, ou fromage 30 g.	
Fibres, ration hydrique, vitamines antioxydantes (C, bêta-carotène), minéraux et oligo-éléments variés.	Fruits frais de saison : 1.	Fruits bien lavés. Bio de préférence lavés et à consommer avec la peau riche en vitamines.

Intérêt nutritionnel	**Aliments**	**Précautions de choix**
	DÎNER	
Fibres, vitamine B_9.	Salade verte.	Prendre quotidiennement de la salade pour l'apport en vitamine B_9 et en fibres. Assaisonnement à base d'huile riche en acides gras oméga 3, ils sont mieux assimilés le soir.
AG mono-insaturés (olive), AG polyinsaturés oméga 3 (colza), vitamine E.	Assaisonnement à l'huile d'olive, colza 1/2 c. à soupe de chaque, ou noix.	Huile de pression.
Fibres, vitamines, éléments minéraux.	Ou potage.	Les légumes variés apportent des fibres, des micronutriments, une cuillère à café d'huile de colza ou de noix permet d'avoir un bon statut en acides gras oméga 3.
AG de type oméga 3, protéines animales, fer, minéraux, oligo-éléments, vitamine B_{12}.	Poissons gras* : sardine, saumon, thon, maquereau, 100 à 150 g 3 fois/semaine.	Les acides gras oméga 3 de ces poissons ont une meilleure biodisponibilité que ceux des huiles végétales.
Protéines animales (meilleure valeur biologique), vitamines D, A, B_{12}.	Soit œufs* : 1 œuf 3 à 5 fois /semaine.	Par unité. En fonction de ce qui a été consommé le midi.

Intérêt nutritionnel	**Aliments**	**Précautions de choix**
Protéines animales, fer, vitamine B_{12}.	Soit viande peu grasse*, viande maigre ou jambon dégraissé, 100 à 150 g, 2 à 3 fois/semaine.	A prendre selon ses envies (instinct) chez un bon boucher (artisanal ou en grande surface), la moins conditionnée possible.
Minéraux, oligo-éléments, vitamines, fibres.	Légumes verts cuits (à volonté selon faim et selon prise de potage, salade.)	Idem conseils légumes de midi.
Protéines animales. Calcium, vitamines du groupe B, teneur AG saturés variable.	Yaourt 1 ou 2 ou fromage 30 g (selon les goûts si non pris le midi) avec un peu de pain complet ou « aux multicéréales », 1 ou 2 tranches.	Pas de dessert avec sucre ajouté le soir (favorise l'accumulation des graisses au niveau du tissu adipeux). Un apport en protéines est indispensable le soir. Si la viande ou l'œuf ou le poisson a été consommé le midi, les produits laitiers fourniront les protéines nécessaires (la réparation des cellules se faisant surtout la nuit et la croissance des enfants avec un pic maximum entre 2 et 4 h du matin).

Intérêt nutritionnel	Aliments	Précautions de choix
Ration hydrique, vitamine C, bêta-carotène, minéraux, oligo-éléments.	Fruits frais de saison, 100 g environ.	De préférence bio.

* En fonction de ce qui a été consommé le midi.

– Chaque repas doit être pris dans le calme et en s'accordant suffisamment de temps pour mâcher.

– Les collations à heures fixes sont licites surtout pour les enfants l'après-midi et chez les personnes âgées. Les apports doivent être modérés et se faire autour d'un yaourt, d'un fruit, d'un peu de pain d'épices ou d'une tranche de pain complet ou « aux multicéréales ».

– Les horaires des prises alimentaires devraient être idéalement le matin, vers 8 h 30 — 9 heures, le midi vers 13 heures et le soir, le repas devrait être terminé vers 19 h 30 — 20 heures. De nombreuses contraintes sociales limitent ces possibilités, notamment pour les enfants mais s'en rapprocher permet d'être au plus près de l'organisation biologique de la vie humaine.

– Un verre de vin peut accompagner le repas, il fournit 70 kcal pour 100 ml, la prise d'alcool doit être occasionnelle et en petite quantité.

SPÉCIFICITÉS NUTRITIONNELLES EN FONCTION DE L'ÂGE, BESOINS ÉNERGÉTIQUES.

Les niveaux énergétiques représentent l'apport nécessaire pour équilibrer la dépense énergétique. Ceux-ci sont variables d'une personne à l'autre en fonction de la corpulence et du niveau d'activité physique.

	Besoins alimentaires spécifiques	**Besoins caloriques (moyenne dépendant du niveau d'activité physique)**
Nourrissons	Lait maternel de préférence. Diversification alimentaire à partir de 4 mois, 6 mois en cas de risque allergique (parent allergique).	0-2 ans : 100 à 120 kcal/kg/J Sup. à 2 ans : 80 kcal/kg/J.
Enfants : 3 à 7 ans	Néophobie alimentaire, refus d'un certain nombre d'aliments. Alimentation perçue comme un moyen de communication. Refus transitoire de produits alimentaires nouveaux. Équilibre nutritrionnel à trouver en respectant les goûts sans conflit.	3-6 ans : 1 830 kcal. 6-9 ans : 2 190 kcal.
Adolescents Filles Garçons	Apport souvent insuffisant en fer, calcium, vitamine E, vitamine B_6 pour les filles et vitamine E pour les garçons. Apport généralement excessif en produits gras, avec sucre ajouté (notamment par les boissons), sel (frites...).	F : 10-12 ans : 2 350 kcal. G : 10-12 ans : 2 600 kcal. F : 13-19 ans : 2 400 kcal. G : 13-19 ans : 3 000 kcal.

Adultes Femmes Hommes	L'équilibre pas toujours respecté (diversification alimentaire insuffisante). Fruits et légumes : au moins 5 fois/J. Lait et produits laitiers : 3 fois/J. Viande, poisson, œuf : 1 ou 2 fois/J. Féculents ou pain : à chaque repas en quantité modérée.	F : 2 000 kcal. H : 2 500 kcal.
Séniors Femmes Hommes	L'alimentation doit être facile à mâcher (souvent problèmes dentaires, difficultés digestives). Attention à l'apport parfois excessif en produits avec sucre ajouté.	F : 1 800 kcal H : 2 000 kcal.

Modes de cuisson

Il faut éviter de brûler les aliments (grill, broche occasionnellement). Préférer les poêles même avec un peu d'huile qui évite le contact direct avec le revêtement de la poêle. Pas de friture ou très occasionnellement. L'idéal étant :

<u>Pour les viandes et poissons :</u>

– au four
– vapeur, en papillote, papier sulfurisé (volaille, poisson)
– au court-bouillon
– à la poêle à revêtement anti-adhésif (avec peu de matière grasse)

– micro-ondes
– auto-cuiseur

Pour les légumes et féculents :

– à la vapeur, l'étouffée
– au four
– à l'eau
– micro-ondes

Pour les fruits :

– au four
– pochés
– compote

VALEUR CALORIQUE DES ALIMENTS

Valeur calorique moyenne par groupe d'aliments (exprimé en kcal pour 100 g d'aliments)

• **Produits laitiers**	
– Lait entier (100 ml)	65
– Lait 1/2 écrémé (100 ml)	45
– Yaourt nature (1 pot), petit suisse (1 unité)	50
– Fromage blanc 0 % MG	50
– Fromage blanc 40 % MG	100
– Fromage (camembert, gruyère, roquefort...)	300 à 500

• **Viandes, charcuteries**	
– Viande maigre (escalope, gigot, jambon dégraissé...)	180
– Viande grasse (entrecôte, canard, agneau...)	220 à 350
– Charcuterie (saucisson, rillette)	400 à 600
• **Poissons, produits aquacoles**	
– Poissons maigres (bar, limande, cabillaud...)	80
– Poissons gras (anchois, anguille...)	210
– Crustacés	100
– Mollusques	50
• **Œufs**	
– Œuf de poule entier	160
• **Céréales, légumes secs, féculents**	
– Corn flakes	360
– Pain	250
– Riz, pâtes... (cuit)	100
– Légumes secs (lentilles...) (cuit)	100
– Pommes de terre	100
• **Fruits et légumes frais**	
– Citron, cerise, fraise, melon...	inf. à 50
– Concombre, épinard, tomate, chou...	inf. à 50
• **Fruits secs**	
– Date, raisin sec...	250

• **Fruits oléagineux**	
– Cacahuète, noix...	550
• **Matières grasses**	
– Beurre	700
– Beurre allégé	400
– Huile	900
– Margarine allégée	750
– Végétaline	400
– Crème	300
– Crème allégée (10 %)	120
• **Sucreries**	
– Sucre n° 4 : 5 g par unité (20 kcal)	400
– Confiture, miel, crème de marron	300
• **Boissons**	
– Vin (1 dl)	70
– Soda (1 dl)	50
• **Produits transformés**	
– Pâtisseries, croissant, brioche, biscuits	300 à 500
– Chocolat	500
– Sandwich pain/jambon	280
– Hamburger (ordinaire), hot dog	300
– Bouchée à la reine	450
– Frites	400
– Quiche, pizza*	sup. à 350
– Raclette*	sup. à 350

– Spaghetti carbonara, bolognaise*	sup. à 350
– Plat transformé**	variable

* La valeur calorique dépend des marques, généralement elle est supérieure à 350 kcal pour 100 g.
** Compte tenu de la sensibilisation des industriels, de nombreux plats transformés ont une valeur calorique variable allant de 150 kcal à plus de 350 kcal. La charge calorique est toujours indiquée sur l'étiquette alimentaire et exprimée pour 100 g d'aliments.

Mesures moyennes courantes, repères

Aliments	**g (poids moyen à l'unité)**
Produits céréaliers et féculents	
Baguette parisienne	250
Pain de mie (1 tranche)	20
Riz cuit, lentilles... (1 c. à soupe bombée)	40
Pommes de terre en purée (1 c. à soupe bombée)	30
Produits laitiers	
Fromage « une portion »	30
Fromage blanc (3 c. à soupe)	100
Corps gras	
Beurre (plaquette individuelle)	10
1 noix	3
Huile (1 c. à soupe)	10

Fruits	
Abricot	40
Banane (petite)	60
Brugnon	80
Cerises (10)	80
Citron	75
Figue fraîche	70
Mandarine	30-40
Orange	100-130
Pamplemousse	150-200
Pomme (petite)	100-130
Raisins (20 grains)	70

Pas assez de fibres végétales

Elles sont insuffisament consommées dans les pays occidentaux (15 à 20 g par jour au lieu de 30 à 40 g nécessaires).

Teneur moyenne en fibres alimentaires la plus importante (en grammes de fibres alimentaires pour 100 g d'aliments)

		10 g environ	**10 à 20 g**	**Plus de 20 g**
Céréales et produits céréaliers	Son du blé			•
	Farine complète	•		
	Pain complet	•		
	Céréales du		•	

	petit déjeuner*			
Fruits	Fruits frais**	•		
	Fruits secs			•
Légumes	Légumes frais**	•		
	Légumes secs : haricots, lentilles, pois cassés...			•

* Variation selon les marques.

** Les fruits et légumes frais ont une forte teneur hydrique pour 100 g, l'apport en fibres est néanmoins substantiel.

Exemple d'un apport idéal en fibres : environ 40 g pour 24 heures

80 g de pain complet = 4 tranches	6,8 g	Dans la journée
20 g de fruits secs = petite poignée	2,5 g	Matin
200 g de riz complet ou féculent cuit = 4 c. à soupe	18,2 g	Midi
150 g de légumes frais cuits	5 g	Midi ou soir
3 fruits	6 g	Dans la journée
100 g salade	1,5 g	Soir

Groupe d'aliments et intérêt ou inconvénient nutritionnel

	Produits	Vitamines	Minéraux et oligoéléments	Nutriments (et éléments le plus souvent ajoutés)
Produits laitiers	Entiers (lait, yaourt...)	**A, B, D**	**Ca**, P, K, I	**Protéines/Lipides saturés**
	écrémés	**B**	**Ca**, P, K, I	**Protéines**
	aromatisés	**B**	**Ca**, **P**, K, I	**Protéines** (G⁺)
	Fromages	**B**	**Ca**, **P**, K, Na, I	**Protéines/Lipides saturés**
	Crème, beurre	**A, B, D**	Ca, P, K	**Lipides/Protéines**
Œufs	Œuf	A, **B**, **D**, E	Fe, I, Se, P, Ca	**Protéines/Lipides saturés**
Poissons Fruits de mer	gras (saumon, thon, sardine, maquereau...)	A, **B**, **D**	**I**, Fe, Se	**Acides gras Ω 3** **Protéines**
	Blanc (colin, limande...)	**B**	**I**, Fe, Se	**Protéines**

	Produits	**Vitamines**	**Minéraux et oligoéléments**	**Nutriments (et éléments le plus souvent ajoutés)**
	fumé	A, **B**, D	**I**, Fe, Se	**Protéines/acides gras Ω 3** (S^+)
	pané	**B**	**I**, Fe, Se	**Protéines** (LS^+)
	conserve	**B**	**I**, Fe, Se	**Protéines** (S^+)
	Fruits de mer	**B**	**I**, Fe, Se, Zn, Cu	**Protéines**
Viandes	maigres (rumsteak, blanc volaille, jambon...)	**B**	**Fe**, Zn	**Protéines**
	Grasses (côte, charcuterie...)	**B**	**Fe**, Zn	**Protéines/Lipides saturés**
Plats cuisinés (Viandes ou poissons)	avec légumes	**B**	K, Mg	**Protéines** (L^+, S^+)
	avec féculents : Pâtes, pizza...	**B**	K, Mg	**Glucides/Protéines/Lipides saturés** (LS^+, S^+)

	Produits	Vitamines	Minéraux et oligoéléments	Nutriments (et éléments le plus souvent ajoutés)
Huiles	Colza, noix	**E**		**Acides gras Ω 3**
	Olive	**E**		**Acides gras Ω 9**
	Tournesol, pépins de raisin...	**E**		**Acides gras Ω 6**
Margarines	Margarines	**E**		**Lipides**
Céréales et dérivés	Pain	**B***	Mg, **K**, Mn, Fe, **Zn**, Na	**Glucides/Protéines**(S^+)
	Dérivés du pain (de mie, biscottes...)	**B** *	Mg, **K**, Fe, Na	**Glucides/Lipides saturés/Protéines** (L^+, G^+, S^+)
	Céréales du petit déjeuner	**B** *	variable	**Glucides/Protéines** (L^+, G^+, S^+, Vit.$^+$, mx$^+$)
	Blé et dérivés : (semoule, pâtes...), riz, maïs...	**B** *	Mg, K, Ca, Fe, Zn, Mn	**Glucides/Protéines**

	Produits	Vitamines	Minéraux et oligoéléments	Nutriments (et éléments le plus souvent ajoutés)
Pâtisseries	Pâtisseries Viennoiseries Biscuits...		variable	**Glucides/Lipides saturés** (L^+, G^+, S^+)
Friandises	Bonbons, glaces, friandises diverses		variable	**Glucides/Lipides saturés** (G^+)
Fruits	frais, surgelés	**C**, β-carotène	Mg, K	**Glucides**
	Secs (abricots, raisins...)	β-carotène	**K**, Mg	**Glucides**
	oléagineux	**E**, B *	**K**, **Mg**	**Glucides/acides gras Ω 3 Protéines**
Légumes	frais, surgelés	**C**, β-carotène, B_9	Mg, K, E	**Glucides**
	secs	**B** *, E	K, **Mg**, Cu, Fe, Ca, P	**Glucides/Protéines**

G (glucide), **L** (lipide), **Ω 3** (acides gras oméga 3), **P** (protéine), **S** (sel).

Ajout en glucide (G^+), lipide (L^+), sel (S^+), vitamine (vit.$^+$), éléments minéraux (mx.$^+$) dépendant des marques.

B : vitamines du groupe B.
B* : vitamines du groupe B sans vitamine B_{12}.

Cu : cuivre, Fe : fer (héminique pour la viande et le poisson bien assimilé), I : iode, K : potassium, Mg : magnésium, Na : sodium, P : phosphore, Se : sélénium, Zn : zinc.

Éléments de bibliographie

AFSSA, *Nutrition et risques alimentaires*, Paris, Textuel, 2005 (www.afssa.fr).

ABSOLONNE J., *Abécédaire de la nutrition fonctionnelle*, Paris, Éd. de santé, 2003.

ALAIS C., LINDEN G. et MICLO L., *Biochimie alimentaire*, Paris, Dunod, 2004.

ANAES, *Méthodes d'évaluation du risque cardio-vasculaire global*, Paris, 2004.

BASDEVANT A., LAVILLE M. et LEREBOURS E., *Traité de nutrition clinique de l'adulte*, Paris, Flammarion, 2001.

BASDEVANT A. et GUY-GRAND B., *Médecine de l'obésité*, Paris, Flammarion, 2004.

BELPOMME D., *Guérir du cancer ou s'en protéger, un véritable espoir à condition de changer notre approche de la maladie*, Paris, Fayard, 2005.

BOUDAN C., *Géopolitique du goût. La guerre culinaire*, Paris, PUF, 2004.

BRUEGEL M. et LAURIOUX B., *Histoire et identités alimentaires en Europe*, Paris, Hachette Littératures, 2002.

CANO N. et MELCHIOR J.-C., « Dénutrition au cours des maladies chroniques », *Revue du praticien*, 53, 2003, p. 268-273.

CARIP C. et LIEGEOIS V., *Physiopathologie : bases physiopathologiques de la diététique*, Paris, Tec et Doc, 2000.

CAULIN C., *Recommandations et pratiques : 100 stratégies thérapeutiques référencées*, Issy-les-Moulineaux, Vidal, 2005.

CELLARIER E., DURANDO X., VASSON M.-P., FARGES M.-C. DEMIDEN A., MAURIZIS J.-C., MADELMONT J.-C. et CHOLLET P., « Methionine dependency and cancer treatment », *Cancer Treatment Reviews*, 29, 2003, p. 489-499.

CHEVALLIER L., « Glucides et communication aux patients », *MT cardiologie, John Libbey*, vol. 1, n° 1, janv.-fév. 2005.

— *Nutrition : principes et conseils*, Issy-les-Moulineaux, Masson, 2005.

— *Votre assiette santé*, Paris, J'ai lu, 2005.

— *L'Alimentation des p'tits loups*, Paris, J'ai lu, France Bleu, 2006.

— *Vive les plantes*, Paris, Fayard, 2006.

COLLEGE DES ENSEIGNANTS DE NUTRITION (CEN), « Programme de la réforme du deuxième cycle », *Cahier de Nutrition et de Diététique*, 36, 2001.

CONSULTATION OMS/FAO d'experts, « Recommandations concernant la prévention des maladies cardio-vasculaires », in *Régime alimentaire, nutrition et prévention des maladies chroniques,* OMS, Série de rapports techniques, n° 916, 2003, p. 70-81.

CONTRERAS J., *Les Aliments décomposés : l'omnivore médicalisé ?*, colloque OCHA : *L'homme, le mangeur, l'animal. Qui nourrit l'autre ?*, Paris, 2006.

CORNET, P. et MASSEBŒUF N., *Le Guide nutrition et santé*, Issy-les-Moulineaux, Vidal, 2006.

DENIL M. et LANNOYE P., *Guide des additifs alimentaires, les précautions à prendre*, Paris, Frison-Roche, 2004.

Expertise collective, « Dioxines dans l'environnement. Quels risques pour la santé ? », Synthèse et recommandations, INSERM, 2000.

Expertise collective, « Ostéoporose, stratégies de prévention et de traitement », INSERM, 1996.

FAVIER J.-C., IRELAND-RIPERT J., TOQUE C. et FEINBERG M., *Répertoire général des aliments. Table de composition*, Paris, Tec et Doc, 1995.

FERRIERES M., *Histoire des peurs alimentaires, du Moyen-âge à l'aube du XXe siècle*, Paris, Ed. du Seuil, 2002.

FERRY M., ALIX E., BROCKER P., CONSTANS T., LESOURD B., MISCHLICH D., PFITZENMEYER P. et VELLAS B., *Nutrition de la personne âgée*, Issy-les-Moulineaux, Masson, 2002.

FLEX F., *N'avalons pas n'importe quoi !*, Paris, Robert Laffont /Denoël, 2005.

GOUGET C., *Additifs alimentaires. Le guide pour ne plus vous empoisonner*, Escalquens, Ed. Chariot d'or, 2006.

GRIMM H.-U., *Arômes dans notre assiette. La grande manipulation*, Mens, Terre vivante, 2004.

HINNINGER I., FAVIER M., ARNAUD J., FAURE H., THOULON J.-M., HARIVEAU E., FAVIER A. et ROUSSEL A.-M., « Trace element and vitamin deficiencies in French pregnant women », *European Journal of Clinical Nutrition*, 58, 2004, p. 52-59.

JACOTOT B. et CAMPILLO B., *Nutrition humaine*, Issy-les-Moulineaux, Masson, 2003.

BERG K.M., HURLEY D.J., MCSHERRY J.A. et STRANGE N.E., *Les Troubles du comportement alimentaire*, Bruxelles, De Boeck, 2005.

KIRKE P.-N., DALY L.-E., MOLLOY A., WEIR D.-G. et SCOTT J.-M., « Maternal folate status and risk of neural tube defects », *Lancet,* 348, 1996, p. 67-68.

KRIS-ETHERTON P.-M. *et al.*, « Summary of the scientific conference on dietary fatty acids and cardiovascular health », conférence de l'American Heart Association, *Circulation*, 103, 2001, p. 1034-1039.

LADIPO O.-A., « Nutrition in pregnancy : mineral and vitamin supplements », *American Journal of Clinical Nutrition*, 72, 2000, p. 280-290.

LAM T.-K., SCHWARTZ G.-J. et ROSSETTI L., « Hypothalamic sensing of fatty acids », *Nature Neuroscience*, 8, 2005, p. 579-584.

LANGRE M. et RABACHE M., *Toxiques alimentaires*, Paris, Santé, 2005.

LAVILLE M., ROMON M., CHAVRIER G. *et al.*, « Recommendations regarding obesity surgery », *Obesity Surgery*, 15, 2005, p. 1476-1480.

MARTIN A. (dir.), *Apports nutritionnels conseillés pour la population française*, Paris, Tec et Doc, 2001.

— « Sécurité alimentaire : évaluation des risques alimentaires », *Cahier de Nutrition et de Diététique*, 36, 2001.

MESSING B. et BILLAUX M.-S., *Biodisponibilité des glucides des aliments*, Paris, Arnette, 1996.

MICHAUD C., BAUDIER F., GUILBERT P. *et al.*, « Les repas des Français : résultats du Baromètre santé nutrition 2002 », *Cahier de Nutrition et de Diététique*, 39, 2004, p. 203-209.

Ministère de la Santé et des Solidarités, *Deuxième Programme national nutrition santé*, sept. 2006.

MOLL M. et MOLL N., *Précis des risques alimentaires*, Paris, Tec et Doc, 2000.

MONERET-VAUTRIN D.-A., KANNY G. et MORISSET M., *Les Allergies alimentaires de l'enfant et de l'adulte*, Paris, Masson, 2006.

National Research Council, Institute of Medecine, Subcommittee National Research Council, *Recommended Dietary Allowances*, Washington D.C., National Academy Press, 1989.

NICOLINO F. et VEILLERETTE F., *Pesticides. Révélations sur un scandale français*, Paris, Fayard, 2007.

NOUZILLE V., *Les Empoisonneurs. Enquête sur ces polluants et produits qui nous tuent à petit feu*, Paris, Fayard, 2005.

PINET F., BABUTY D., CARRIER L., DUPERRAY A., GRYNBERG A., LOIRAND G. et SAMUEL J.-L., *Biologie et pathologie du cœur et des vaisseaux*, Paris, Flammarion, 2002.

POULAIN J.-P., *Sociologies de l'alimentation*, Paris, PUF, 2002.

Programme PNNS, *La Santé vient en mangeant*, AFSSA, 2002.

RANCÉ F. et BIDAT E., *Allergie alimentaire chez l'enfant*, Chêne-Bourg, Médecine et hygiène, 2000.

REMESY C., *Que mangerons-nous demain ?*, Paris, Odile Jacob, 2005.

REYMOND W., *Toxic*, Paris, Flammarion 2007.

SAUNIER Cl., « Les nouveaux apports de la science et de la technologie à la qualité et à la sûreté des aliments », *Assemblée Nationale*, n° 1543, *Sénat*, n° 267, 2004.

— Proposition de loi relative à la prévention et à la lutte contre l'obésité, Sénat, Session extraordinaire de 2003-2004.

SIMOPOULOS A. et ROBINSON J., *Le Régime oméga 3. Le programme alimentaire pour sauver notre santé*, Les Ulis, EDP Sciences, 2004.

SOUCI S.-W., FRACHMANN W. et KRAUT H., *La Composition des aliments. Tableaux des valeurs nutritives,* Stuttgart, Medpharm Scientific Publishers, 2000.

THIS H., *Casseroles, éprouvettes*, Paris, Belin, 2002.

TOIGO G., PARICIO M., ATTMAN P.-O. *et al.*, « ESPEN consensus on nutritional treatment of patients with renal insufficiency », *Journal of Clinical Nutrition*, 19, 2000, p. 281-291.

TOUSSAINT J.-P., « Stratégies nouvelles de prévention », Commission d'orientation et de prévention, sept. 2006.

VEILLERETTE F., *Pesticides, le piège se referme*, Mens, Terre vivante, 2003.

VIERNE S., *L'Imaginaire des nourritures*, Saint-Martin-d'Hères, Pug,1989.

WANG R., CRUCIANI-GUGLIELMACCI C., MIGRENNE S. *et al.*, « The effects of oleic-acid (OA) on distinct populations of neurons in the hypothalamic accurate nucleus (ARC) are dependent on extracellular glucose levels », *Journal of Neuropsychology*, 95, 2005, p. 1491-1498.

WART C., *L'Envers des étiquettes*, Bruxelles, Amyris, 2005.

WATKINS P.-A., HAMILTON J.-A., LEAF A. *et al.*, « Brain uptake and utilization of fatty acids : applications to peroxisomal biogenesis diseases », *Journal of Molecular Neuroscience*, 16, 2001, p. 87-92.

WITTNER L., *La Vérité sur les étiquettes alimentaires*, Paris, Leduc, 2006.

WRIGHT E. Jr, SCISM-BACON J.-L. et GLASS L.-C., « Oxidative stress in type 2 diabetes : the role of fasting and postprandial glycaemia », *Internal Journal of Clinical Practice*, 60, 2006, p. 308-314.

Table des matières

« Pour l'éditeur, le principe est d'utiliser des papiers composés
de fibres naturelles, renouvelables, recyclables et fabriquées
à partir de bois issus de forêts qui adoptent
un système d'aménagement durable.

En outre, l'éditeur attend de ses fournisseurs de papier
qu'ils s'inscrivent dans une démarche
de certification environnementale reconnue. »

Photocomposition Nord Compo
Villeneuve d'Ascq

Impression réalisée sur CAMERON par
BRODARD ET TAUPIN
La Flèche

pour le compte des Éditions Fayard
en octobre 2007

Imprimé en France
Dépôt légal : octobre 2007
N° d'édition : 90663 – N° d'impression : 43899
35-57-3037-5/01